Diabetes mellitus

Fortschritte der Psychotherapie
Band 86

Diabetes mellitus

Prof. Dr. Thomas Kubiak, Dipl.-Psych. Jennifer Grammes

Die Reihe wird herausgegeben von:

Prof. Dr. Martin Hautzinger, Prof. Dr. Tania Lincoln, Prof. Dr. Jürgen Margraf,
Prof. Dr. Winfried Rief, Prof. Dr. Brunna Tuschen-Caffier

Die Reihe wurde begründet von:

Dietmar Schulte, Klaus Grawe, Kurt Hahlweg, Dieter Vaitl

Thomas Kubiak
Jennifer Grammes

Diabetes mellitus

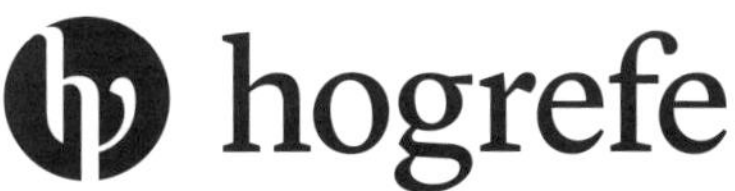

Prof. Dr. Thomas Kubiak, geb. 1972. 1993–1999 Studium der Psychologie in Freiburg. 2002 Promotion. 2011 Habilitation. Seit 2011 Professor für Gesundheitspsychologie am Psychologischen Institut der Johannes Gutenberg-Universität Mainz.

Dipl.-Psych. Jennifer Grammes, geb. 1986. 2008–2013 Studium der Psychologie in Mainz. Seit 2013 Wissenschaftliche Mitarbeiterin in der Abteilung Gesundheitspsychologie am Psychologischen Institut der Johannes Gutenberg-Universität Mainz. Seit 2013 Weiterbildung zur Psychologischen Psychotherapeutin (KVT), seit 2017 Weiterbildung Psychodiabetologie (DDG) und seit 2018 Weiterbildung Fachkunde Kinder- und Jugendpsychotherapie.

Bibliografische Information der Deutschen Nationalbibliothek
Die Deutsche Nationalbibliothek verzeichnet diese Publikation in der Deutschen Nationalbibliografie; detaillierte bibliografische Daten sind im Internet über http://dnb.dnb.de abrufbar.

Hogrefe Verlag GmbH & Co. KG
Merkelstraße 3
37085 Göttingen
Deutschland
Tel. +49 551 999 50 0
Fax +49 551 999 50 111
info@hogrefe.de
www.hogrefe.de

Satz: Sabine Rosenfeldt, Hogrefe Verlag GmbH & Co. KG
Druck: mediaprint solutions GmbH, Paderborn
Printed in Germany
Auf säurefreiem Papier gedruckt

1. Auflage 2022

(E-Book-ISBN [PDF] 978-3-8409-3165-9; E-Book-ISBN [EPUB] 978-3-8444-3165-0)
ISBN 978-3-8017-3165-6
https://doi.org/10.1026/03165-000

Inhaltsverzeichnis

Vorwort ... **1**

1 Beschreibung der Erkrankung ... **3**
1.1 Bezeichnung ... 3
1.2 Definition: Typ-1- und Typ-2-Diabetes ... 4
1.3 Epidemiologie ... 6
1.4 Therapie, Verlauf und Prognose ... 7
1.4.1 Typ-1-Diabetes ... 7
1.4.2 Typ-2-Diabetes ... 10
1.4.3 Selbstmanagementorientierte Schulung ... 10
1.4.4 Behandlungsleitlinien ... 12
1.4.5 Diabetische Folgeerkrankungen ... 13
1.4.6 Unterzuckerung (Hypoglykämie) ... 14
1.5 Komorbiditäten ... 15
1.6 Diagnostische Verfahren und Dokumentationshilfen ... 16
1.6.1 Behandlungsdaten ... 16
1.6.1.1 Blutglukoseselbstkontrolle („Blutzuckertagebücher") ... 16
1.6.1.2 Das diabetologische Labor ... 16
1.6.1.3 Gesundheitspass Diabetes ... 17
1.6.2 Fragebogenverfahren ... 17

2 Störungstheorien und Modelle ... **17**
2.1 Diabetesakzeptanz ... 18
2.2 Diabetes-Distress ... 20
2.3 Diabetesbezogene Ängste ... 21
2.3.1 Angst vor Folgeerkrankungen ... 21
2.3.2 Angst vor der Insulintherapie ... 22
2.3.3 Hypoglykämieängste ... 22
2.4 Hypoglykämiewahrnehmung ... 24
2.5 Komorbide psychische Störungen ... 25
2.5.1 Depression ... 25
2.5.2 Essstörungen ... 28
2.5.2.1 Typ-1-Diabetes ... 28

2.5.2.2 Typ-2-Diabetes 32
2.5.3 Sexuelle Funktionsstörungen 33
2.6 Probleme im sozialen Umfeld 33
2.6.1 An- und Zugehörige 33
2.6.2 Recht und Soziales 35

3 Diagnostik und Indikation 36
3.1 Psychodiagnostische Instrumente 37
3.2 Indikationsstellung 42

4 Behandlung 43
4.1 Darstellung der Therapiemethoden 43
4.1.1 Auftrags- und Zielklärung 44
4.1.2 Diabetesakzeptanz 46
4.1.3 Diabetes-Distress 47
4.1.4 Diabetesspezifische Ängste 51
4.1.4.1 Angst vor Folgeerkrankungen 51
4.1.4.2 Angst vor der Insulintherapie 53
4.1.4.3 Hypoglykämieangst 53
4.1.5 Hypoglykämiewahrnehmung 56
4.1.6 Komorbide psychische Störungen 58
4.1.6.1 Depression 58
4.1.6.2 Essstörungen 60
4.1.6.3 Sexuelle Funktionsstörungen 62
4.2 Effektivität 62
4.2.1 Effekte verschiedener Therapieverfahren auf die glykämische Kontrolle 63
4.2.2 Diabetes-Distress 64
4.2.3 Hypoglykämieprobleme 64
4.2.4 Depression 64
4.2.5 Essstörungen 65
4.3 Psychopharmakologie 65

5 Fallbeispiele 66
5.1 Typ-2-Diabetes mit Depression und Diabetes-Distress 66
5.2 Typ-1-Diabetes mit beeinträchtigter Hypoglykämiewahrnehmung 69

6 Weiterführende Literatur und Webseiten 71

7 Literatur 72

8 Kompetenzziele und Lernkontrollfragen 78

9 **Anhang** **81**

Diabetes Distress Scale (DDS 17) –
Probleme bei der Diabetesbehandlung 81

Auswertung der DDS-17 83

Strukturierte Hypoglykämieanamnese (nach Clarke et al., 1995, übersetzt und modifiziert nach Kulzer et al., 2004) 84

Karte

Anamnese diabetesspezifischer Informationen

Vorwort

Die Prävalenz des Diabetes nimmt kontinuierlich zu. Dies stellt das Gesundheitssystem vor Herausforderungen auf dem Gebiet der Prävention und Behandlung, die nicht auf die Diabetestherapie und diabetologische Versorgung beschränkt sind. Psychosoziale Probleme bei Diabetes sind häufig und erschweren vielfach eine erfolgreiche Diabetestherapie, die essenziell ist, um diabetische Folgeerkrankungen zu vermeiden und die Lebensqualität der Menschen mit Diabetes zu erhalten. Liegen psychische Störungen vor, so sind diabetesspezifische Aspekte und Themen oft zentral und damit auch Gegenstand einer Psychotherapie. Es ist davon auszugehen, dass jeder zehnte Patient in der psychotherapeutischen Praxis (zusätzlich) an Diabetes erkrankt ist.

Der Diabetes mellitus ist eine verhaltensmedizinische Modellerkrankung: Medizinische, psychosoziale und Verhaltensfaktoren beeinflussen den Therapieerfolg und die Prognose des Diabetes maßgeblich. Eine adäquate psychosoziale Versorgung – einschließlich der Psychotherapie – ist ein wichtiger Baustein in der Behandlung der chronischen Erkrankung Diabetes. Kenntnisse auf dem Gebiet des Diabetes, der Diabetestherapie und diabetesspezifischer Aspekte psychischer Störungen sind zentral für den Behandlungserfolg. Im deutschsprachigen Raum hat sich vor diesem Hintergrund die Bezeichnung Psychodiabetologie etabliert – in Analogie zur Bezeichnung Psychoonkologie. Der Bedarf an Therapeutinnen und Therapeuten mit psychodiabetologischen Kenntnissen zeigt sich auch an der Etablierung von Weiterbildungscurricula, wie der Weiterbildung zum Fachpsychologen DDG, die von der Deutschen Diabetes Gesellschaft ins Leben gerufen wurde, oder an der Weiterbildung Psychodiabetologie bzw. in spezieller Psychotherapie bei Diabetes in einzelnen Kammerbezirken.

Seit dem von Gabriele Fehm-Wolfsdorf (2009) verfassten Band in der Reihe Fortschritte der Psychotherapie zum Thema Diabetes mellitus (Band 36) hat sich die Therapie des Diabetes, unter anderem durch innovative Behandlungsansätze und die Einführung moderner Diabetestechnologien, deutlich verändert, wie auch die Anforderungen, die das tägliche Diabetesselbstmanagement für Menschen mit Diabetes mit sich bringt. Auch haben psychodiabetologische Angebote zunehmend Eingang in Praxis und Versorgung gefunden. Vor diesem Hintergrund freuen wir uns, die Möglichkeit bekommen zu haben, eine grundlegende Neufassung des Bandes in Angriff zu nehmen, der dem aktuellen Stand gerecht wird. Weiter gilt besonderer Dank unseren Kolleginnen Lilli

Priesterroth, Caroline Reese und Mona Clauter, die uns bei der Anfertigung des Manuskripts unterstützt haben.

Mainz, Februar 2022

Thomas Kubiak und
Jennifer Grammes

1 Beschreibung der Erkrankung

Fallbeispiel: Frau P.

Frau P. meldet sich wegen Ängsten zur psychotherapeutischen Behandlung. Diese stehen im Zusammenhang mit einem Typ-1-Diabetes, unter dem sie seit 27 Jahren leidet. Leider hätten sich in letzter Zeit die Unterzuckerungen im Alltag gehäuft und es sei auch zu einer schweren Unterzuckerung mit Bewusstlosigkeit gekommen, die einen Notarzteinsatz erforderte. Ihre Unterzuckerungswahrnehmung hätte sich über die letzten Jahre kontinuierlich verschlechtert. Dies habe sie sehr verunsichert. Sie traue sich kaum noch aus dem Haus, die Ängste vor Unterzuckerungen stünden dabei im Vordergrund, und ihre Gedanken kreisen um die Sorge, erneut eine Unterzuckerung erleiden zu können, bei der sie hilflos wird. In der Diagnostik wird klar, dass sich – zusätzlich zur Unterzuckerungsproblematik – eine Agoraphobie mit Panikstörung entwickelt hat. Eine Panikattacke sei für Frau P. dabei kaum von den noch vorhandenen Unterzuckerungssymptomen zu unterscheiden.

1.1 Bezeichnung

Unter dem Begriff Diabetes mellitus werden eine Reihe endokriner Störungen zusammengefasst, die den Kohlenhydratstoffwechsel beeinträchtigen. Leitsymptom sind unphysiologisch erhöhte Blutglukosewerte (Hyperglykämie), die sich bei einem unbehandelten Diabetes mellitus einstellen.

Hyperglykämie

Diabetes mellitus bedeutet wörtlich „honigsüßer Durchfluss" – eine Hyperglykämie führt zur Ausscheidung von Glukose (Zucker) durch den Urin (Glukosurie), was in der Frühphase der Medizin auch zu diagnostischen Zwecken genutzt wurde. Neben der Hyperglykämie, die durch Blutglukosemessungen heute leicht festzustellen ist, zählen Müdigkeit, vermehrter Durst, eine gesteigerte Flüssigkeitszufuhr (Polydipsie) und vermehrter Harndrang sowie eine erhöhte Infektanfälligkeit zum klinischen Erscheinungsbild eines sich manifestierenden Diabetes.

Glukosurie: Ausscheiden von Glukose durch den Urin

Polydipsie: starker Durst und gesteigerte Flüssigkeitszufuhr

Beim stoffwechselgesunden Menschen ist der Glukosestoffwechsel und Kohlenhydrathaushalt sehr effektiv reguliert. Die Schlüsselhormone Insulin (blutglukosesenkend, anabol) und das antagonistische Glukagon (katabol), die beide in der Bauchspeicheldrüse produziert und sezerniert werden, regulieren den Glukosespiegel sehr effizient, sodass dieser sich beim stoffwechselgesunden Menschen im Regelfall innerhalb sehr enger Margen bewegt (ca. 70 bis 160 mg/dl, 3,9 bis 8,9 mmol/l).

Bei einer Diabeteserkrankung ist der Glukosestoffwechsel – je nach Diabetesform – auf unterschiedliche Weise gestört, sodass der Glukosespiegel nicht mehr adäquat reguliert werden kann. Dies resultiert in der charakteristischen Hyperglykämie, die sich bei unzureichend bzw. unbehandeltem Diabetes in erhöhten Langzeitblutzuckerwerten widerspiegelt (HbA1c-Wert, vgl. Tabelle 1 und Kasten).

HbA1c-Wert

Der HbA1c-Wert

Der HbA1c-Wert ist der „Langzeitzuckerwert", der die Güte der Stoffwechseleinstellung in den zurückliegenden zwei bis drei Monaten widerspiegelt. Der Normbereich beim nichtdiabetischen Menschen beträgt 4 bis 6 % bzw. 20 bis 42 mmol/l (Abweichungen je nach Labor möglich).

Bei der Bewertung des HbA1c und der angestrebten Blutglukosezielbereiche sind auf jeden Fall weitere Faktoren zu berücksichtigen (z. B. Alter, Komorbiditäten, Hypoglykämierisiko). Eine detaillierte Zusammenfassung der Evidenzlage findet sich in den entsprechenden Behandlungsleitlinien (siehe weiterführende Literatur auf Seite 8).

Tabelle 1: Bewertung des HbA1c-Wertes (nach St. Vincent Deklaration, 1989)

Wertebereich		Bewertung
%	mmol/mol	
>7,5	>58	*Unbefriedigende Stoffwechseleinstellung* (erhöht dauerhaft das Risiko für diabetische Folgeerkrankungen) – Therapiemaßnahmen bzw. Anpassungen notwendig
6,5–7,5	48–58	*Gute Stoffwechseleinstellung* (wenn ohne schwere Hypoglykämien)
<6,5	<48	*Exzellente Stoffwechseleinstellung* (wenn ohne schwere Hypoglykämien)

1.2 Definition: Typ-1- und Typ-2-Diabetes

Die wichtigsten und häufigsten Formen des Diabetes mellitus sind der Typ-1-Diabetes und der Typ-2-Diabetes. Diese sind auch für die Psychotherapie von besonderer Bedeutung, da angesichts der hohen Prävalenz insbesondere des

Typ-2-Diabetes die Anzahl der Menschen in Psychotherapie zunehmen wird, die an einem komorbiden Diabetes leiden. Dementsprechend oft sind diabetesspezifische Themen in der Psychotherapie relevant und zu berücksichtigen.

Typ-1-Diabetes

Typ-1-Diabetes: absoluter Insulinmangel

Charakteristisches Merkmal des Typ-1-Diabetes (früher auch juveniler/jugendlicher Diabetes oder insulinpflichtiger Diabetes, insulin-dependent diabetes mellitus, IDDM) ist ein absoluter Insulinmangel. Es wird kein Insulin mehr produziert, was die Verstoffwechslung von zugeführten Kohlenhydraten respektive Glukose unmöglich macht. Der absolute Insulinmangel bei Typ-1-Diabetes kann rasch zu einer Dekompensation des Metabolismus führen – einer fortschreitenden Hyperglykämie, die unbehandelt zu einem lebensbedrohlichen diabetischen Koma (diabetische Ketoazidose) führt.

Diabetische Ketoazidose

Ein Typ-1-Diabetes manifestiert sich oft recht plötzlich – mit dem charakteristischen klinischen Erscheinungsbild von gesteigertem Durst und Harndrang, Müdigkeit und einer Infektanfälligkeit. Im Vergleich zum Typ-2-Diabetes sind Menschen mit Typ-1-Diabetes bei Manifestation der Erkrankung schlank, teils – durch die katabole Stoffwechsellage bedingt – kachektisch. Das fehlende Hormon Insulin muss lebenslang substituiert und exogen zugeführt werden.

Lebenslange Insulinsubstitution

Die Ätiologie des Typ-1-Diabetes ist nach wie vor nicht vollständig geklärt. Eine zentrale Rolle spielen Autoimmunprozesse – die körpereigene Immunabwehr zerstört irreversibel die insulinproduzierenden Zellen der Bauchspeicheldrüse. Es existiert zwar eine hereditäre Komponente, die Erblichkeit des Typ-1-Diabetes ist allerdings vergleichsweise gering, sodass davon auszugehen ist, dass die Triggerung durch Umweltreize (z. B. Viruserkrankungen, Umweltnoxen) bei vorhandener Vulnerabilität entscheidend ist.

Autoimmunprozesse

Es gibt keine Evidenz für eine psychische Mitverursachung des Typ-1-Diabetes, auch wenn Menschen mit Diabetes häufig davon berichten, dass der Diabetes sich in einer Stress- oder Krisenphase manifestiert. Letzteres ist klinisch zwar häufiger zu beobachten, lässt sich aber darauf zurückführen, dass eine stressphysiologische Auslenkung die schlussendlich zwangsläufige, durch den Autoimmunprozess bedingte Dekompensation des Glukosestoffwechsels beschleunigen kann. Stress kann keinen Diabetes verursachen.

Typ-2-Diabetes

Typ-2-Diabetes: relativer Insulinmangel und Insulinresistenz

Der Typ-2-Diabetes (früher non-insulin dependent diabetes mellitus, NIDDM oder irreführend „Altersdiabetes“) ist durch einen relativen Insulinmangel und eine Insulinresistenz charakterisiert. Körpereigenes Insulin wird nach wie vor sezerniert, wirkt aber aufgrund der Insulinresistenz der Körperzellen nicht so effektiv wie beim stoffwechselgesunden Menschen. Dies führt in Reaktion zunächst zu einer gesteigerten Insulinausschüttung (Hyperinsulinämie). Langfristig kommt es zu einer Erschöpfung der insulinproduzierenden Zellen der Bauchspeicheldrüse, sodass nicht mehr ausreichend Insulin sezerniert wird (relativer Insulinmangel).

Die Manifestation eines Typ-2-Diabetes vollzieht sich in der Regel schleichend und nicht so fulminant wie beim Typ-1-Diabetes. Symptome wie der gesteigerte Durst werden von den betroffenen Menschen vielfach nicht beachtet. Dies hat zur Folge, dass ein Typ-2-Diabetes mellitus nach wie vor oft zu spät diagnostiziert wird, sodass viele Menschen bei Diagnosestellung bereits unter diabetischen Folgeerkrankungen aufgrund der möglicherweise jahrelang erhöhten Blutglukosespiegel leiden. Typ-2-Diabetes ist häufig mit dem sogenannten metabolischen Syndrom (Übergewicht, Bluthochdruck, Fettstoffwechselstörung) vergesellschaftet. Menschen mit Typ-2-Diabetes sind – anders als Menschen mit Typ-1-Diabetes – oft übergewichtig bis adipös.

Metabolisches Syndrom

Hereditäre Komponente und Verhaltensfaktoren (Ernährung, Bewegungsmangel, Übergewicht)

Der Typ-2-Diabetes besitzt einerseits eine stark hereditäre Komponente mit einer Erblichkeit von mindestens 40 %, andererseits sind Verhaltensfaktoren wesentlich: Bei gegebener erblicher Vorbelastung sind Verhaltensfaktoren (Ernährung, Bewegungsmangel, Übergewicht) dafür entscheidend, ob sich eine Typ-2-Diabeteserkrankung schlussendlich manifestieren wird. Typ-2-Diabetes gilt daher als Modellerkrankung auf dem Gebiet der sogenannten lebensstilassoziierten Erkrankungen.

1.3 Epidemiologie

Etwa 400.000 Menschen mit Typ-1-Diabetes

Typ-1-Diabetes. Derzeit sind in Deutschland 340.000 Erwachsene und 32.000 Kinder an Typ-1-Diabetes erkrankt. Die Inzidenz des Typ-1-Diabetes beträgt dabei in der erwachsenen Bevölkerung 6,1/100.000 Personenjahre und bei Kindern und Jugendlichen (≤ 17 Jahre) etwa 24/100.000 Personenjahre.

Über die letzten Jahrzehnte ist in Deutschland und anderen industrialisierten Ländern ein kontinuierlicher Anstieg der Prävalenz zu beobachten, dessen Ursachen unklar sind. Typ-1-Diabetes kann in jedem Lebensalter auftreten (z. B. auch im höheren Alter oder unmittelbar bei Geburt als sogenannter neonataler Diabetes). Inzidenzgipfel sind im Alter von ca. 12 Jahren und von ca. 25 Jahren beobachtbar.

Typ-2-Diabetes: Etwa jeder Zehnte ist betroffen

Typ-2-Diabetes. Die Prävalenz des diagnostizierten Typ-2-Diabetes liegt derzeit in Deutschland bei etwa 10 % der Bevölkerung (ca. 8,5 Millionen), jährlich kommen ca. 600.000 Neuerkrankungen hinzu. Zusätzlich ist aufgrund der klinischen Merkmale des Typ-2-Diabetes, speziell dem schleichenden Beginn und der teils unspezifischen Symptome wie Müdigkeit, von einer Dunkelziffer von etwa 2 Millionen Menschen mit einem nichtdiagnostizierten Typ-2-Diabetes auszugehen.

Die Prävalenz des Typ-2-Diabetes hat in den vergangenen Jahrzehnten weltweit dramatisch zugenommen. Ursächlich sind hier neben dem demografischen Wandel und dem damit einhergehenden steigenden Anteil älterer Menschen in der Bevölkerung vor allem Lebensstilfaktoren (Bewegungsmangel, ungünstige Ernährung, daraus resultierendes Übergewicht). Derzeit sind weltweit schätzungsweise 462 Millionen Menschen mit einem Typ-2-Diabetes diagnostiziert, Prognosen für 2045 gehen von einer weiteren Zunahme der Prävalenz und insgesamt über 700 Millionen Menschen mit Typ-2-Diabetes aus. Zwar liegt das mittlere Alter bei Diagnose des Typ-2-Diabetes in Deutschland bei 61 Jahren (Männer) und 63 Jahren (Frauen), der umgangssprachlich mitunter verwendete Begriff des „Altersdiabetes" ist jedoch irreführend, da nur teilweise zutreffend und im Ton verharmlosend. Typ-2-Diabetes tritt zunehmend auch im mittleren und jungen Erwachsenenalter auf und betrifft in seltenen Fällen sogar Jugendliche und Kinder. Ein niedrigeres Alter bei Diagnose ist mit einer größeren Wahrscheinlichkeit für das Auftreten von Folgeerkrankungen und der Notwendigkeit einer Insulintherapie im Verlauf assoziiert.

Gesundheitsbericht Diabetes

Einen Überblick zu aktuellen Zahlen und Entwicklungen zum Diabetes in Deutschland gibt der „Deutsche Gesundheitsbericht Diabetes", der regelmäßig von der Deutschen Diabetes Gesellschaft aktualisiert wird und online frei verfügbar ist (www.deutsche-diabetes-gesellschaft.de/politik/veroeffentlichungen/gesundheitsbericht).

1.4 Therapie, Verlauf und Prognose

1.4.1 Typ-1-Diabetes

Ein Typ-1-Diabetes führt aufgrund des absoluten Insulinmangels unbehandelt zwangsläufig in ein diabetisches Koma. Vor der Entdeckung des Hormons Insulin und der Herstellung von Insulinpräparaten in den 1920er und 1930er Jahren war der Typ-1-Diabetes mellitus schlussendlich eine letale Erkrankung. Mit modernen Formen der Therapie können Menschen mit Typ-1-Diabetes bei einer normnahen Stoffwechseleinstellung heute eine Lebenserwartung erreichen, die der nichtdiabetischer Menschen nahezu vergleichbar ist. Dennoch besteht in Deutschland noch eine signifikante Exzessmortalität für Typ-1-Diabetes, die Gesamtmortalität von Menschen mit Typ-1-Diabetes ist im Vergleich zur Allgemeinbevölkerung um etwa das 3,5-fache erhöht.

Menschen mit Typ-1-Diabetes sind lebenslang darauf angewiesen, das fehlende Hormon Insulin exogen zu substituieren. Ein Typ-1-Diabetes ist nach dem jetzigen Stand der Medizin nicht heilbar, auch wenn viele Menschen mit Typ-1-Diabetes nach der Manifestation der Erkrankung mit Beginn der Insulintherapie eine kurzzeitige Remission erleben, in der sie nur sehr wenig Insulin zuführen müssen und sich der Blutglukosestoffwechsel zu normalisieren scheint (sogenannte Honeymoon-Phase). In der Insulintherapie stehen mittlerweile mehrere Substitutionskonzepte und Therapieformen zur Verfügung: Insulininjektionstherapien, speziell die sogenannte intensivierte Insulintherapie (IT, auch: intensiviert-konventionelle Therapie, ICT) oder die Insulinpumpentherapie (kontinuierliche subkutane Insulinfusion, continuous subcutaneous insulin infusion, CSII). Grundprinzipien der Insulintherapie bei Typ-1-Diabetes sind im Kasten dargestellt.

Prinzipien der Therapie bei Typ-1-Diabetes

Ziel der Insulintherapie bei Typ-1-Diabetes ist es, die körpereigene Insulinausschüttung möglichst „physiologisch" nachzuahmen, indem der basale und der mahlzeitenbezogene Insulinbedarf durch exogen zugeführtes Insulin abgedeckt wird. Es sollten normnahe Blutglukosespiegel angestrebt werden, d.h. Blutglukosespiegel, die denen des Menschen ohne Diabetes vergleichbar sind, um diabetische Folgeerkrankungen zu vermeiden (vgl. Kapitel 1.4.5). Gleichzeitig gilt es, das Risiko für Unterzuckerungen im Blick zu behalten und zu minimieren (vgl. Kapitel 1.4.6). Die Insulintherapie ist Bestandteil eines umfassenden Diabetesselbstmanagement, durch das der Mensch mit Diabetes seine Erkrankung eigenverantwortlich unter professioneller diabetologischer Betreuung behandelt. Zentrale Komponenten des Diabetesselbstmanagement bei Typ-1-Diabetes sind:

Diabetesselbst-management

- *Insulintherapie* mittels Injektion (durch Insulinpen oder Spritze) oder Insulinpumpe, mit der der Insulinbedarf abgedeckt wird. Menschen mit Diabetes müssen dabei Faktoren wie Zusammensetzung (insbesondere Kohlenhydratgehalt) und Resorptionseigenschaften von Nahrungsmitteln und Mahlzeiten, körperliche Aktivität und Sport, sowie besondere Situationen, die einen Einfluss auf den Insulinbedarf haben (z.B. Infekte, zyklusabhängige Schwankungen des Insulinbedarfs), in der Dosisfindung eigenständig berücksichtigen (Insulindosisselbstanpassung). Zur Schätzung bzw. Berechnung des Kohlenhydratgehalts von Mahlzeiten wird häufig auf Kohlenhydrateinheiten (KE/KHE) oder (veraltet) Broteinheiten (BE) rekurriert, die Einheiten von 10 bis 12 g Kohlenhydraten entsprechen.

KE/KHE/BE

- *Blutglukoseselbstkontrolle* entweder mittels konventioneller Spot-Messungen (finger prick), die mehrfach am Tag durchgeführt werden, oder durch Systeme zur kontinuierlichen Glukosemessung (continuous glucose monitoring, CGM), die über mehrere Tage den Glukosespiegel kontinuierlich erfassen und dem Menschen mit Diabetes ein Echtzeit-Feedback seiner Glukosewerte ermöglichen.

- *Systematische Selbstbeobachtung und Protokollierung* („Blutzuckertagebücher"), die ein zentrales Werkzeug der Diabetestherapie darstellen. Therapieentscheidungen (z. B. Insulindosis), Blutglukosewerte und weitere Faktoren (z. B. Mahlzeiten, Bewegung) werden zusammen protokolliert und bilden eine wichtige Grundlage für den Menschen mit Diabetes, Feedback über das eigene Therapieverhalten zu erhalten und sein Diabetesselbstmanagement zu optimieren. Neben konventionellen Papier-und-Bleistift-Protokollen werden vermehrt elektronische Lösungen genutzt, wie z. B. Apps, die Therapieinformationen integrieren, u. a. durch eine automatische Datenübermittlung von Insulinpumpen oder CGM-Systemen. Die Therapieprotokolle stellen auch ein wichtiges Werkzeug und Diagnostikum für Behandelnde in Diabetologie und Psychotherapie dar, da sie über zentrale Charakteristika des Diabetesselbstmanagement und assoziierter Probleme rasch Aufschluss geben.

Fortgeschrittene Diabetestechnologien: AID-Systeme

In den letzten Jahrzehnten haben eine Reihe technologischer Innovationen Eingang in die Diabetestherapie gefunden. Dies sind zuvorderst Patientensysteme zur *kontinuierlichen Glukosemessung (CGM)* und sogenannte *AID-Systeme (automated insulin delivery systems)*, bei denen eine Insulinpumpe mit einem System zur kontinuierlichen Glukosemessung gekoppelt wird. Eine zentrale Verarbeitungseinheit – in der Regel ein Smartphone – übernimmt dabei Anpassungen der Insulinbasalrate und teils auch kleine Korrekturinsulindosen (Mikroboli) auf halbautomatische Weise im Sinne eines lernenden Systems. Diese AID-Systeme, oft irreführend „künstliche Bauchspeicheldrüsen" genannt, haben in den letzten Jahren Marktreife erlangt und erfahren eine zunehmende Verbreitung, zuvorderst bei Menschen mit Typ-1-Diabetes. Eine AID-Nutzung ist mit positiven Effekten auf diabetesbezogene Outcomes assoziiert. Neben den hohen Erwartungen an diese teilweise „technische Heilung" des Diabetes ist die Nutzung dieser Systeme oft mit besonderen Herausforderungen verbunden, bei denen psychosoziale Themen eine große Rolle spielen können, u. a. die erlebte Abhängigkeit von der Technik oder ein erlebter Kontrollverlust sowie Auswirkungen auf das Körperbild aufgrund des Umstands, ständig Geräte am Körper tragen zu müssen (für einen Überblick siehe Kubiak, Priesterroth & Barnard-Kelly, 2020). Es ist davon auszugehen, dass AID-Systeme sich in den kommenden Jahren noch weiter verbreiten und neue Systeme auf den Markt kommen. Eine interessante Entwicklung ist in diesem Zusammenhang die Entstehung einer Community von Menschen mit Diabetes, die nicht zuwarten wollen, bis AID-Systeme die notwendigen regulatorischen Hürden genommen und Marktreife erlangt haben, und aus verfügbaren Komponenten (CGM, Insulinpumpen) „Do it yourself"-Systeme zur AID anfertigen.

1.4.2 Typ-2-Diabetes

Die Behandlung des Typ-2-Diabetes zielt darauf ab, die zugrunde liegende Insulinresistenz abzubauen, die Insulinwirkung zu verbessern und so den Blutglukosestoffwechsel zu normalisieren. Auch hier gilt das Ziel einer möglichst normnahen Stoffwechselführung. Zudem werden auch prognostisch relevante Begleit- und Folgeerkrankungen (z. B. kardiovaskuläre Erkrankungen), die entscheidend zur Mortalität beitragen, in der Therapie fokussiert. Die Behandlung folgt dabei einem Stufenkonzept eskalierender Therapieoptionen, welches zunächst eine nichtmedikamentöse Basistherapie (lebensstilmodifikatorische Maßnahmen) umfasst, die im weiteren Verlauf der Erkrankung durch verschiedene medikamentöse Optionen unterstützt wird (vgl. Abbildung 1). Ein weiterer, zentraler Therapiebaustein im Alltag ist die Selbstkontrolle und -protokollierung der Glukosewerte, um den Erfolg der Therapie evaluieren zu können. Vor jeder Therapie-Eskalation müssen Ursachen für die Nicht-Erreichung der individuell und partizipativ vereinbarten Therapieziele evaluiert und berücksichtigt sowie im Verlauf Möglichkeiten der Therapie-Deeskalation oder Veränderung der Therapiestrategie überprüft werden (vgl. Kapitel 4.1.1).

Lebensstilmodifikation

Im späteren Verlauf der Erkrankung wird häufig eine zusätzliche exogene Gabe von Insulin notwendig, da das körpereigene Insulin nicht mehr ausreicht, um den Glukosestoffwechsel zu normalisieren. Im Bereich der Prävention ist klar belegt, dass mittels einer Lebensstilintervention und/oder der Gabe von Metformin in der Frühphase der Erkrankung und bei Vorstufen des Typ-2-Diabetes („Prädiabetes", gestörte Glukosetoleranz), die Manifestation des Diabetes verhindert werden kann bzw. ein bestehender Typ-2-Diabetes reversibel ist. Dies konnte eindrucksvoll im Diabetes Prevention Program (DPP) gezeigt werden (Diabetes Prevention Program Research Group, 2002). In dieser Proof-of-principle-Studie wurde durch eine hochintensive Lebensstilintervention eine Reduktion des Typ-2-Diabetes-Risikos um 58 % erreicht (Knowler et al., 2002).

DPP: Risikoreduktion um 58 %

1.4.3 Selbstmanagementorientierte Schulung

Die zentrale Rolle in der Diabetestherapie kommt dem Menschen mit Diabetes selbst zu, der das Diabetesselbstmanagement dauerhaft und eigenverantwortlich in seinem Alltag umsetzen muss. Im Rahmen von strukturierten, selbstmanagementorientierten Schulungen werden Menschen mit Typ-1- und Typ-2-Diabetes krankheitsbezogenes Wissen, praktische Fertigkeiten zur Selbstbehandlung und Strategien zur Problemlösung im Alltag vermittelt. Bereits in den 40er Jahren des letzten Jahrhunderts formulierte Elliot P. Joslin, einer der Pioniere in der Behandlung des Diabetes, es wie folgt: „Education is not part of the treatment of diabetes, it is *the* treatment" (Joslin, 1918).

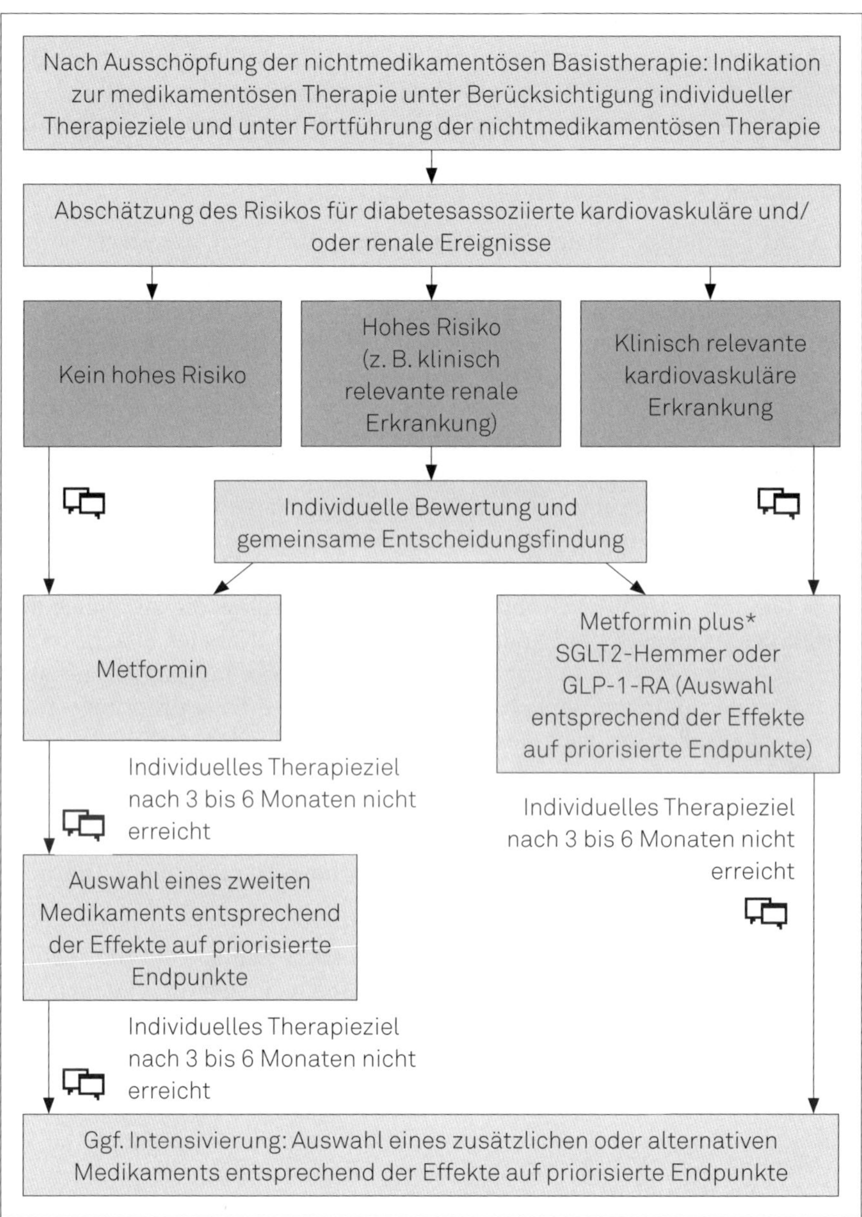

Anmerkungen: [Symbol] = Überprüfung der Therapiestrategie und des Therapieziels in partizipativer Entscheidungsfindung; * = Bei einem HbA1c-Wert ≤ 7 % liegen keine Daten für die Wirksamkeit einer Kombinationstherapie bei Menschen mit Typ-2-Diabetes ohne Herzinsuffizienz vor.

Der Algorithmus bezieht sich nicht auf Patienten mit schwerer Stoffwechseldekompensation bzw. Notfallsituationen.

Abbildung 1: Prinzipien der Therapie bei Typ-2-Diabetes (modifiziert nach NVL Typ-2-Diabetes; BÄK, KBV & AWMF, 2021)

Entsprechend den Empfehlungen der Deutschen Diabetes Gesellschaft sind strukturierte Patientenschulungen ein unverzichtbarer Bestandteil der Diabetestherapie. Nach § 137f des SGB V sind strukturierte Schulungs- und Behandlungsprogramme zudem Teil der Disease-Management-Programme (DMP) für Typ-1- und Typ-2-Diabetes und werden für Patienten, die am DMP teilnehmen, entsprechend von der Krankenkasse übernommen.

Empowerment

Moderne Schulungskonzepte sind verhaltensmedizinisch orientiert und zielen auf das Empowerment der Menschen mit Diabetes und die Unterstützung des Diabetesselbstmanagement ab. Zielgruppe sind neben Menschen mit Diabetes auch deren An- und Zugehörige. Die Website der Deutschen Diabetes Gesellschaft listet eine Übersicht positiv evaluierter Schulungsprogramme für Typ-1- und Typ-2-Diabetes (www.deutsche-diabetes-gesellschaft.de/behandlung/zertifizierung/schulungsprogramme). Es lassen sich Basisschulungsprogramme (z. B. nach Diagnosestellung oder Therapieveränderung) von problemspezifischen Schulungsprogrammen (z. B. Unterzuckerungen, neuropathische Schmerzen) und Schulungsprogrammen für spezifische Gruppen (z. B. ältere Menschen) unterscheiden (BÄK, KBV & AWMF, 2012). Zumeist handelt es sich um Gruppenschulungsprogramme, die zusätzlich den Vorteil des Austauschs mit anderen Menschen mit Diabetes bieten. In bestimmten Situationen (z. B. sehr spezifische Problemstellungen) können aber auch Einzelschulungen sinnvoll sein. Im Rahmen der Digitalisierungsoffensive der Deutschen Diabetes Gesellschaft und insbesondere auch seit der Covid-19-Pandemie bestehen zudem Bemühungen, digitale Schulungskonzepte zu entwickeln. Die Materialien der Schulungsprogramme können auch oft sinnvoll in der Psychotherapie eingesetzt werden (z. B. Psychoedukation, Ziel-Wert-Klärung im Kontext der Diabetesbehandlung, Hypoglykämiewahrnehmungsübungen).

Moderne Schulungskonzepte

Moderne, strukturierte Schulungskonzepte haben sich sowohl hinsichtlich somatischer Outcomes (z. B. Reduktion von HbA1c, Folgeerkrankungen und Hypoglykämien) als auch hinsichtlich Verhaltensfaktoren (z. B. Lebensstil) und kognitiven sowie emotionalen Variablen (z. B. Diabetes-Distress, Lebensqualität) als wirksam erwiesen.

1.4.4 Behandlungsleitlinien

Es existieren zahlreiche evidenzbasierte Leitlinien und Praxisempfehlungen, die die Behandlung des Diabetes betreffen und fortlaufend aktualisiert und ergänzt werden. Diese sind von der Website der Deutschen Diabetes Gesellschaft abrufbar (www.deutsche-diabetes-gesellschaft.de/behandlung/leitlinien) sowie im Register der Arbeitsgemeinschaft der wissenschaftlichen medizinischen Fachgesellschaften (www.awmf.org) hinterlegt. Für die Psychotherapie von Menschen mit Diabetes besonders relevant ist die Leitlinie

Psychosoziales und Diabetes, die u.a. ergänzend zu den psychotherapeutischen Behandlungsleitlinien Empfehlungen zur Behandlung psychischer Störungen bei Menschen mit Diabetes gibt (Kulzer et al., 2013a, 2013b).

Die Nationale Versorgungsleitlinie (NVL) Typ-2-Diabetes (BÄK, KBV & AWMF, 2021) stellt neben allen relevanten Informationen für Behandler auch evidenzbasierte Informationen in allgemeinverständlicher Sprache für Patientinnen und Patienten bereit (z.B. Patientenblätter: Welche Medikamente gibt es? Wie wirken die unterschiedlichen Diabetesmedikamente?), um zum partizipativen Entscheidungsprozess beizutragen.

1.4.5 Diabetische Folgeerkrankungen

Oxidativer Stress

Dauerhaft erhöhte Blutglukosewerte erzeugen oxidativen Stress und können die kleinen und großen Blutgefäße schädigen (Mikro- und Makroangiopathien). Dies kann im Laufe der Diabeteserkrankung zu sogenannten diabetischen Folgeerkrankungen führen. Speziell sind hier folgende Syndrome zu nennen:

Retinopathie, Nephropathie, Neuropathie, diabetisches Fußsyndrom

- *Diabetische Retinopathie* (mikroangiopathische Netzhautschädigung), die bis zur Erblindung führen kann,
- *Diabetische Nephropathie* (mikroangiopathisch mitverursachte Nierenschädigung), die bis zum terminalen Nierenversagen führen kann,
- *Diabetische Neuropathie*, die mit Sensibilitätsstörungen vor allem in den unteren Extremitäten, Missempfindungen und Schmerzen einhergeht – eine Sonderform ist die autonome Neuropathie, bei der das autonome Nervensystem affiziert ist: Mögliche Symptome sind hier Störungen in der kardialen Erregungsleitung, Verdauungsbeschwerden oder schwer kontrollierbare Durchfälle,
- *Diabetisches Fußsyndrom*, das sich infolge der Kombination von Neuropathie und Durchblutungs- respektive Wundheilungsstörung manifestieren kann. Das Fußsyndrom geht einher mit Gewebsnekrosen insbesondere der Zehen. Das diabetische Fußsyndrom ist die häufigste Ursache für nichttraumatische Amputationen in Deutschland.

Regelmäßige Kontrolluntersuchungen

Daneben sind sogenannte diabetesassoziierte Erkrankungen klinisch von großer Bedeutung, wie z.B. Bluthochdruck oder eine Fettstoffwechselstörung (vgl. Kapitel 1.5). Regelmäßige Kontrolluntersuchungen, dokumentiert im Gesundheitspass Diabetes (vgl. Kapitel 1.6), sind wichtig, um sich entwickelnde diabetische Folgeerkrankungen und diabetesassoziierte Erkrankungen frühzeitig zu erkennen und entsprechende Behandlungsmaßnahmen einzuleiten.

Der wirksamste Weg zur Vermeidung oder Verzögerung von diabetischen Folgeerkrankungen ist eine möglichst normnahe Blutglukoseführung. Dies konnte in

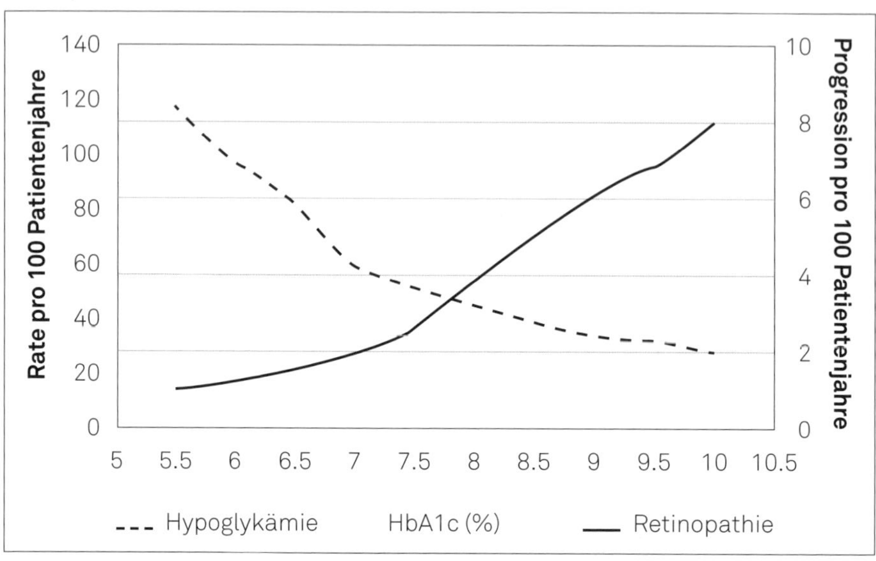

Abbildung 2: Diabetes Control and Complications Trial – Stoffwechseleinstellung (HbA1c), Entwicklung der diabetischen Retinopathie (rechte *y*-Achse, durchgezogene Linie) und schwere Hypoglykämien (linke *y*-Achse, unterbrochene Linie; modifiziert nach Diabetes Control and Complications Trial Research Group, 1993, 1997)

landmark trials wie dem Diabetes Control and Complications Trial Ende des letzten Jahrhunderts eindrucksvoll gezeigt werden (vgl. Abbildung 2; Diabetes Control and Complications Trial Research Group, 1993, 1997). In der Diabetes(selbst)behandlung muss dabei allerdings auch das Hypoglykämierisiko berücksichtigt werden, das mit normnaher Glukoseführung signifikant ansteigt. Hinzu kommt das Management weiterer Risikofaktoren (z. B. Blutdruck, Fettstoffwechsel).

1.4.6 Unterzuckerung (Hypoglykämie)

Unphysiologisch niedrige Blutglukosespiegel (< 70 mg/dl, < 3,9 mmol/l) werden als Unterzuckerung (Hypoglykämie) bezeichnet. Bei Menschen ohne Diabetes können Hypoglykämien nur in Ausnahmesituationen auftreten. Menschen mit Typ-1-Diabetes erleben vergleichsweise häufig (leichte) Hypoglykämien, je nach Therapieform und glykämischen Zielwerten schätzungsweise ein- bis zweimal pro Woche. Grund ist eine Insulintherapie, mit der es nach wie vor nicht immer gelingt, die physiologische Insulinsekretion passgenau zu imitieren. Hypoglykämien entstehen immer dann, wenn gemessen am aktuellen Bedarf zu viel exogen zugeführtes Insulin wirksam ist. Damit sind Hypoglykämien eine *Nebenwirkung einer nach wie vor insuffizienten Insulinsubstitution.*

Hypoglykämien äußern sich im Regelfall durch charakteristische Symptome (z.B. Zittern, Schwitzen, Konzentrationsprobleme), die von den betroffenen Menschen gut wahrgenommen werden, sodass Gegenmaßnahmen durch die Zufuhr schnell resorbierbarer Kohlenhydrate (z.B. Traubenzucker, Gummibärchen, mit Zucker gesüßte Limonaden oder Saft) ergriffen werden können. Werden keine Gegenmaßnahmen ergriffen, kann der Blutglukosespiegel weiter sinken und eine sogenannte schwere Hypoglykämie entstehen, die mit Bewusstlosigkeit und auch Krampfanfällen einhergeht. Der betroffene Mensch mit Diabetes kann sich dann nicht mehr selbst helfen, sondern ist auf die Hilfe Dritter angewiesen. Diese kann durch eine intravenöse Gabe von Glukose durch den Rettungsdienst, aber auch durch medizinische Laien mittels der intramuskulären oder intranasalen Gabe des kontrainsulinären Hormons Glukagon erfolgen. Menschen mit einem insulinbehandelten Diabetes sollten immer schnell resorbierbare Kohlenhydrate in hinreichendem Umfang mit sich führen und zu Hause und auch am Arbeitsplatz ein Glukagonpräparat verfügbar haben.

Glukagonpräparate

Von schweren Hypoglykämien geht ein nicht unerhebliches Gefährdungspotenzial aus (z.B. Unfallgefahr). Das Risiko für Hypoglykämien nimmt mit normnaher Stoffwechselführung zu, unterscheidet sich aber auch je nach Therapieform deutlich. Eine Insulinpumpentherapie sowie die kontinuierliche Glukosemessung, die „Unterzuckerungsalarme“ ermöglicht, können sehr effektiv sein, um das Hypoglykämierisiko zu minimieren.

„Unterzuckerungsalarme“ bei kontinuierlicher Glukosemessung

Hypoglykämien sind oft ein wichtiges Thema in der Psychotherapie von Menschen mit Diabetes, speziell im Kontext einer dysfunktionalen Hypoglykämieangst (vgl. Kapitel 2.3.3) sowie dem Syndrom einer beeinträchtigten Hypoglykämiewahrnehmung („Hypoglykämiewahrnehmungsstörung“, vgl. Kapitel 2.4).

1.5 Komorbiditäten

Herz-Kreislauferkrankungen

Häufige somatische Komorbiditäten ergeben sich durch diabetische Folgeerkrankungen sowie das erhöhte kardiovaskuläre Risiko bei Menschen mit Diabetes, speziell mit Typ-2-Diabetes und begleitendem metabolischen Syndrom. Das Risiko für arterielle Hypertonie und kardiovaskuläre Ereignisse (Herzinfarkt, Schlaganfall) ist deutlich erhöht. Diskutiert wird weiter ein erhöhtes Risiko für die Entwicklung einer Demenz vom Alzheimertyp. Bei Typ-1-Diabetes ist das Risiko für weitere Autoimmunerkrankungen, wie z.B. die Zöliakie, leicht erhöht.

Ängste, Depressionen

Hinsichtlich psychischer Störungen zeigt sich ein ähnliches Bild wie bei anderen chronischen Erkrankungen: Das Risiko für eine depressive Störung ist zweifach erhöht. Das Risiko für eine Essstörung ist leicht erhöht, Angststörungen treten häufiger auf (vgl. Kapitel 3).

Ein erhöhtes Risiko für Alkohol- und Nikotinabusus ist nicht nachgewiesen. In der Behandlung ist dies dennoch von besonderer Relevanz aufgrund der ungünstigen Auswirkungen auf das kardiovaskuläre Risikoprofil sowie im Falle des Alkohols auf Selbstbehandlungsverhalten und Stoffwechselführung.

1.6 Diagnostische Verfahren und Dokumentationshilfen

1.6.1 Behandlungsdaten

Behandlungsdaten geben Aufschluss über das Diabetesselbstmanagement und die Erreichung von Zielen der Diabetestherapie. Im Kontext der Psychotherapie können Behandlungsdaten wertvolle Hinweise auf diabetesspezifische Probleme im Kontext psychischer Störungen geben (z. B. das Auslassen von Insulingaben im Sinne einer intentionalen Insulinunterdosierung bei einer Bulimia nervosa, vgl. Kapitel 2.5.2).

1.6.1.1 Blutglukoseselbstkontrolle („Blutzuckertagebücher")

Blutglukosetagebücher geben Einblicke in das Selbstbehandlungsverhalten des Menschen mit Diabetes und die Kontrolle des Glukosestoffwechsels im Alltag. Sie sind daher für den Behandelnden eine wichtige Informationsquelle. Protokolliert werden Blutglukosewerte und Insulingaben, sowie weitere Einflussfaktoren (z. B. Nahrungsaufnahme und körperliche Aktivität), die einen maßgeblichen Einfluss auf den Glukosestoffwechsel haben. Neuere Messgeräte, speziell die kontinuierliche Glukosemessung, Insulinpumpen sowie App-gestützte Lösungen ermöglichen einen Zugriff auf und einen Abgleich mit objektiven Selbstbehandlungsdaten (vgl. auch Kasten „Prinzipien der Therapie bei Typ-1-Diabetes" auf Seite 8).

Kontinuierliche Glukosemessung, Insulinpumpen, Apps

1.6.1.2 Das diabetologische Labor

In der Labordiagnostik des Diabetes nimmt der HbA1c-Wert eine besondere Stellung ein. Dieser „Langzeitzuckerwert" korreliert hoch mit dem mittleren Blutglukosespiegel der vergangenen zwei bis drei Monate und gibt damit Aufschluss über die Güte der glykämischen Kontrolle (vgl. Kasten „Der HbA1c-Wert" auf Seite 4). Hohe HbA1c-Werte gehen mit einem deutlich erhöhten Risiko für die Entwicklung bzw. das Fortschreiten diabetischer Folgeerkrankungen einher. Bei niedrigen, normnahen HbA1c-Werten ist das Risiko für (schwere) Hypoglykämien erhöht.

1.6.1.3 Gesundheitspass Diabetes

Gesundheitspass Diabetes

Der Gesundheitspass Diabetes ist ein wichtiges Hilfsmittel zur längerfristigen Verlaufskontrolle des Diabetes. Hier werden die Ergebnisse der idealerweise vierteljährlichen diabetologischen Kontrolluntersuchung sowie weitere Untersuchungsdaten übersichtlich dokumentiert (u.a. HbA1c, schwere Unterzuckerungen, augenärztliche Kontrollen). Zusätzlich ist jedes Quartal ein Screening der Lebensqualität vorgesehen (WHO-5-Fragebogen), das auch Hinweise für eine psychische Belastung und das Vorliegen einer Depression geben kann (vgl. Kapitel 2.5.1).

WHO-5

1.6.2 Fragebogenverfahren

Grundsätzlich kommt das ganze Spektrum der in der Klinischen Psychologie und Psychotherapie etablierten Fragebogeninstrumente für eine Anwendung bei Menschen mit Diabetes in Betracht. Im Einzelfall ist darauf zu achten, dass einzelne Items in ihrer Bedeutung bei Menschen mit Diabetes wenig Aussagekraft haben, da z.B. ein erfragtes Symptom auch durch den Diabetes selbst verursacht werden kann (z.B. Müdigkeit und Antriebslosigkeit bei einer schlechten glykämischen Kontrolle, die nicht Ausdruck einer Depression sein muss) oder der Diabetesbehandlung inhärent ist (z.B. eine übermäßige gedankliche Beschäftigung mit Nahrungsmitteln und der Nahrungsaufnahme).

Daneben existieren eine Reihe validierter diabetesspezifischer Instrumente, die zum Beispiel die psychische Belastung durch den Diabetes (Diabetes-Distress, vgl. Kapitel 2.2) oder die Hypoglykämiewahrnehmungsfähigkeit erfassen. Einen Überblick empfohlener diabetesspezifischer Fragebögen gibt Tabelle 2 in Kapitel 3.1.

2 Störungstheorien und Modelle

Diabetes-spezifische Problemfelder

In diesem Kapitel wird der Fokus auf zwei Bereichen liegen: Zum einen werden diabetesspezifische psychobehaviorale Problemfelder und zugehörige Modellvorstellungen beschrieben. Hierzu zählen die Diabetesakzeptanz, der sogenannte Diabetes-Distress, Hypoglykämieangst und die sogenannte Hypoglykämiewahrnehmungsstörung. Zum anderen werden diabetesspezifische Besonderheiten bei komorbiden psychischen Störungen thematisiert. Eine Reihe psychischer Störungen treten bei Diabetes gehäuft auf – diabetesspezifische Aspekte in der Symptomatologie werden beschrieben.

Psychische Störungen bei Diabetes

2.1 Diabetesakzeptanz

Keine „Ferien vom Diabetes"

Als eine chronische Erkrankung erfordert der Diabetes eine lebenslange Anpassungsleistung: Das Einschätzen des Kohlenhydratgehalts von Mahlzeiten, die Berücksichtigung von körperlicher Aktivität und Sport, weitere Faktoren (z. B. Infektionen, hormonelle Schwankungen), die den Glukosestoffwechsel beeinflussen, die Blutglukoseselbstkontrolle, Insulininjektionen oder die regelmäßige Einnahme blutglukoseregulierender Medikamente sind Bestandteil des Alltags und müssen zusätzlich zu anderen Anforderungen und Belastungen des täglichen Lebens gewissenhaft durchgeführt werden. „Ferien vom Diabetes" gibt es nicht, denn sonst drohen Akutkomplikationen oder Folgeerkrankungen. Es liegt nahe, dass Menschen mit Diabetes sich diesen hohen Anforderungen mitunter nicht gewachsen fühlen und Schwierigkeiten entwickeln können, die Erkrankung und deren Behandlung im Alltag zu integrieren. Zudem können im Verlauf immer wieder schwierige Situationen auftreten (z. B. Auftreten oder Progression von Folgekomplikationen, Diskriminierung im Alltag, Phasen schwer zu kontrollierender Blutglukoseschwankungen), die immer wieder Anpassungsleistungen nötig machen können (Clever, Baulig & Benecke, 2021). Daher sind Schwankungen in der Krankheitsakzeptanz und Motivation hinsichtlich des Diabetesselbstmanagements und Gefühle wie Frustration oder Angst bis zu einem gewissen Grad normal und vor dem Hintergrund der täglichen Anforderungen zu erklären.

Diabetesakzeptanz: Grundvoraussetzung für adäquates Diabetesselbstmanagement

Problematisch ist das dauerhafte Fehlen von Krankheitsakzeptanz, was sowohl zu insuffizientem Diabetesselbstmanagement als auch zu weiteren psychosozialen Problemen führen kann (z. B. ständiges Hadern mit der Diagnose, Schuldgefühle, chronisches Überforderungserleben, sozialer Rückzug). Eine angemessene Diabetesakzeptanz gilt als eine Grundvoraussetzung eines effektiven Diabetesselbstmanagement. Studien zeigen, dass eine dauerhaft mangelnde Diabetesakzeptanz ein wichtiger Prädiktor für dysfunktionales Diabetesselbstmanagement und schlechte glykämische Kontrolle ist. Auch wenn das Konstrukt der Diabetesakzeptanz konzeptuell schwer greifbar ist, haben sich eine Reihe von Indikatoren für eine adäquate Diabetesakzeptanz in der klinischen Praxis etabliert (vgl. Kasten).

Wann liegt eine adäquate Diabetesakzeptanz vor? (modifiziert nach Stenzel, 2012)

- Die Person hat akzeptiert, dass die Diagnose des Diabetes zutreffend ist, und nimmt diese emotional an (z. B. keine ständigen Schuldgefühle oder Hadern mit dem Diabetes, keine ständige Verdrängung).
- Die Person setzte sich aktiv und konstruktiv mit ihrem Diabetesselbstmanagement auseinander und ist bemüht, das Diabetesselbstmanagement im Rahmen der eigenen Möglichkeiten so umzusetzen, dass akute Blutglukoseentgleisungen (Hyper- und Hypoglykämie) sowie Folgeer-

krankungen vermieden werden und eine gute Blutglukoseeinstellung (z. B. individueller HbA1c-Zielwert) erzielt wird.
- Die Person hat den Eindruck, das Diabetesselbstmanagement zufriedenstellend in den Alltag integrieren zu können, ohne dabei persönliche Ziele und Bedürfnisse signifikant vernachlässigen zu müssen.

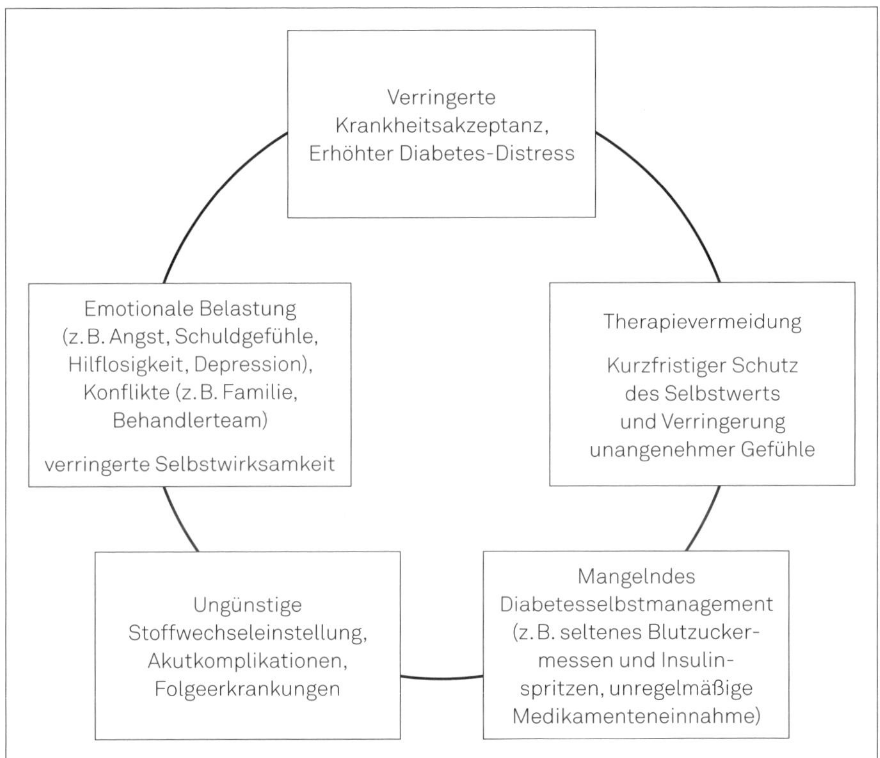

Abbildung 3: Beispielhafter „Teufelskreis" aus verringerter Diabetesakzeptanz und erhöhtem Diabetes-Distress

Neben einer Beurteilung nach diesen Indikatoren können auch dauerhaft erhöhte HbA1c-Werte oder ausgeprägte und andauernde Blutglukoseschwankungen Hinweise für ein Problem mit der Diabetesakzeptanz sein. Zur genaueren Beurteilung der Diabetesakzeptanz können validierte Fragebogeninstrumente herangezogen werden, wie z. B. die deutsche Version der Diabetes Acceptance Scale (vgl. Kapitel 3).

Menschen mit mangelnder Krankheitsakzeptanz sind häufig besonders belastet, berichten von verringerter Lebensqualität und von psychischen Erkrankungen wie einer Anpassungsstörung (z. B. nach Diagnosestellung) oder einer Depression, aber auch von erhöhtem Diabetes-Distress. Fehlen Ressourcen (z.B. soziale Unterstützung, Akzeptanz von unangenehmen Gefühlen), um emotional belastende Phasen zu überstehen, kann ein Teufelskreis (vgl. Abbildung 3) bzw. eine Abwärtsspirale entstehen.

2.2 Diabetes-Distress

Diabetes-Distress bezeichnet eine erhöhte emotionale Belastung aufgrund diabetesspezifischer Faktoren, wie z.B. ein Überforderungserleben durch das tägliche Diabetesselbstmanagement und ein damit einhergehender erlebter Kontrollverlust, eine individuell nicht passende medizinische Therapie oder die Konfrontation mit dem Risiko von Folgeerkrankungen und Akutkomplikationen. Häufig treten bei den Betroffenen Schuldgefühle, Scham, Ängste, Frustration oder Ängste vor Hypoglykämien oder Folgeerkrankungen auf.

Diabetes-Distress hat in Hinblick auf seine Symptomatik Überschneidungen mit der Depression. Typische Symptome sind u.a. ein unzureichendes Diabetesselbstmanagement, mangelnde Motivation und erhöhte Angst (v.a. in Bezug auf den Diabetes), sich „ausgebrannt" zu fühlen, Hilflosigkeitserleben, eine reduzierte Selbstwirksamkeit, ein verminderter Selbstwert, Frustration und Schuldgefühle. Bei der Diagnostik sollte daher genau überprüft werden, ob es sich um eine klinische Depression handelt oder die emotionalen Belastungen hauptsächlich in Zusammenhang mit dem Diabetes stehen, also eher Diabetes-Distress vorliegt. Bei etwa 20 bis 30 % der Menschen mit Typ-1-Diabetes liegt diabetesbezogener Distress ohne klinisch relevante Depression vor, bei etwa 5 bis 15 % treten Diabetes-Distress und Depression komorbid auf. Insgesamt ist die Prävalenz des Diabetes-Distress bei Typ-1- und Typ-2-Diabetes mit jeweils ca. 40 % recht hoch. Einen aktuellen Überblick der Forschung zu Diabetes-Distress geben Skinner, Joensen und Parkin (2019).

Bedeutsamer Diabetes-Distress bei mehr als 1/3 der Menschen mit Diabetes

Diabetesbezogener Distress kann zunächst eine normale, emotionale Reaktion auf die vielfältigen Anforderungen sein, die der Diabetes und das lebenslange Diabetesselbstmanagement mit sich bringen (eine Übersicht über psychische Anpassungsleistungen von Menschen mit Typ-1-Diabetes geben Clever et al., 2021). Langfristiger Diabetes-Distress wirkt sich jedoch ungünstig auf das Selbstbehandlungsverhalten und auf die Stoffwechselkontrolle aus, kann zur Entwicklung einer Depression beitragen (vgl. Kapitel 2.5.1) und ist mit einer reduzierten Lebensqualität und einer gesteigerten Mortalität assoziiert. Diabetes-Distress kann allerdings auch bei Menschen mit einer guten Stoffwechselkontrolle auftreten. Vor diesem Hintergrund sind ein Screening bzw. Monitoring diabetesspezifischer psychosozialer Belastungen wichtig, um zu verstehen, warum eine erhöhte Belastung in Bezug auf den Diabetes vorliegt, damit zeitnah Hilfestellungen gegeben werden können. Geeignete Fragebogeninstrumente und Screeningfragen werden in Kapitel 3 beschrieben. Ein besonders sinnvolles Instrument, das sich in der Praxis bewährt hat, ist die Diabetes Distress Scale (DDS).

2.3 Diabetesbezogene Ängste

Je nach Studie besteht bei etwa 20 bis 40 % der Menschen mit Diabetes eine erhöhte Angstsymptomatik (Hermanns, Kulzer, Krichbaum, Kubiak & Haak, 2005). Das Risiko, mindestens einmal im Leben an einer Angststörung zu erkranken, ist für Menschen mit Diabetes um 20 % erhöht. Die folgenden diabetesspezifischen Syndrome spielen eine wichtige Rolle in der Behandlung von Menschen mit Diabetes: Angst vor diabetischen Folgeerkrankungen, Angst vor der Insulintherapie sowie die Hypoglykämieangst. Bei diabetesspezifischen Ängsten zeigen sich charakteristische Kognitionen sowie Sicherheits- und Vermeidungsverhaltensweisen, die wichtige Hinweise für die Diagnostik geben können. Je nach Ausgestaltung und Ausprägung der Symptomatik können die Kriterien einer Angststörung erfüllt sein (Kulzer et al., 2013b).

2.3.1 Angst vor Folgeerkrankungen

Die Angst vor Folgeerkrankungen ist eine häufige Belastung im Alltag von Menschen mit Diabetes. Etwa die Hälfte aller Menschen mit Diabetes hat Angst vor Folgeerkrankungen, etwa ein Drittel weist klinisch relevante Angst auf (Arend, Müller, Schmitt, Voigt & Kuniss, 2019).

Diagnostisch ist es sinnvoll, abzuklären, inwiefern diese Ängste realistisch (z. B. aufgrund bereits vorhandener diabetischer Folgekomplikationen und langfristig schlechter Stoffwechseleinstellung) oder inadäquat bzw. übertrieben sind (Screeningfrage: „Leiden Sie häufig unter unangemessen starken Sorgen über den Verlauf Ihrer Diabeteserkrankung?", Petrak, 2013). In beiden Fällen können die emotionale Belastung und die Einschränkung der Lebensqualität sehr groß sein, sodass Interventionen zur Verbesserung des Umgangs mit der Angst bzw. zur Reduktion von Alltagseinschränkungen hilfreich sein können. Besonders Menschen, bei denen sich bereits erste Folgekomplikationen des Diabetes zeigen, oder Menschen, die Schwierigkeiten bei der Umsetzung der Therapie haben, zeigen eine ausgeprägtere Angst vor Folgeerkrankungen und sind dadurch oftmals stark belastet. Betroffene richten ihr Verhalten und ihre Gedanken häufig stark auf die Verhinderung von Folgeerkrankungen aus (z. B. häufiges Blutzuckermessen, geringe Toleranz für Blutglukoseschwankungen, Anstreben sehr niedriger Glukose- und HbA1c-Werte, Einschränkungen in der Lebensführung). Das Sicherheits- und Vermeidungsverhalten erhöht nicht selten das Hypoglykämierisiko, sodass ein Spannungsfeld aus Angst vor Folgeerkrankungen und Angst vor Hypoglykämien entstehen kann.

2.3.2 Angst vor der Insulintherapie

Während Menschen mit Typ-1-Diabetes ab Erkrankungsbeginn Insulin benötigen, dauert es bei Typ-2-Diabetes im Schnitt etwa zehn Jahre, bis eine Insulintherapie, häufig in Kombination mit oraler antidiabetischer Medikation, notwendig wird. Insbesondere bei längerer Erkrankungsdauer, höherem Lebensalter und ausgeprägter Insulinresistenz reicht die eigene Insulinproduktion mit der Zeit nicht mehr aus, um den Bedarf zu decken. Die Umstellung auf eine Insulintherapie ist für viele Menschen mit Typ-2-Diabetes ein einschneidender Schritt, der mit Ängsten einhergehen kann. Zentrale Themenbereiche sind Ängste vor Hypoglykämien, Gewichtszunahme, Überforderung und das Antizipieren negativer sozialer Konsequenzen (der Diabetes wird durch notwendige Insulininjektionen im Alltag sichtbar). Oft wird der Gedanke geäußert, dass die Insulintherapie ein Zeichen für den Beginn einer schwerwiegenderen Phase der Erkrankung darstellt. Mitunter wird die Umstellung auf eine Insulintherapie zudem von nicht begründeten Schuldgefühlen begleitet (z. B. „Jetzt brauche ich doch noch Insulin, weil ich mich bislang nicht ordentlich um meinen Diabetes gekümmert habe"), die ihrerseits Ängste und Vorbehalte gegenüber einer Insulintherapie verstärken könne. Die Angst vor Injektionen spielt eher vereinzelt eine Rolle. Ängste hinsichtlich der Insulintherapie können die Initiierung und die Durchführung der Insulintherapie signifikant erschweren und werden in der Literatur bisweilen auch unter dem Stichwort „psychologische Insulinresistenz" diskutiert (Kulzer et al., 2013b).

2.3.3 Hypoglykämieängste

Hypoglykämieängste können realitätsangemessen sein!

Zeitweise Ängste und Sorgen hinsichtlich Hypoglykämien sind bei Menschen mit Insulintherapie bis zu einem gewissen Grad normal und insbesondere nach dem Auftreten einer schweren Hypoglykämie durchaus nachvollziehbar und realitätsangemessen. Die Symptome einer Unterzuckerung können für die Betroffenen nicht nur sehr unangenehm sein. Schwere Unterzuckerungen, die zu Bewusstlosigkeit und/oder einem Krampfanfall führen, gehen zudem mit einem nicht unerheblichen Unfallrisiko einher.

Sowohl Menschen mit Typ-1-Diabetes als auch jene mit Typ-2-Diabetes können von ausgeprägten Hypoglykämieängsten betroffen sein, die sich in übermäßigen Ängsten vor möglichen zukünftigen Hypoglykämien und deren Konsequenzen äußern. Diabetesspezifische Risikofaktoren für Hypoglykämieängste sind u. a. das Auftreten bzw. die Frequenz von (schweren) Hypoglykämien, Blutglukoseschwankungen und eine beeinträchtigte Hypoglykämiewahrnehmung (vgl. Kapitel 2.4). Eine Übersicht über diabetesspezifische und allgemeine Risikofaktoren für die Entwicklung von Hypoglykämieängsten sowie über Interventionsstudien geben Martyn-Nemeth, Schwarz Farabi, Mihailescu, Nemeth und Quinn (2016). Übermäßige Sorgen und Ängste hinsichtlich Hypoglykämien sind auch bei Menschen mit Typ-2-Diabetes keine Seltenheit, selbst unter denjenigen, die keine Insulintherapie oder andere blutglukosesenkende antidiabetische Medikation erhalten und somit kein Hypoglykämierisiko haben.

Der Übergang von Hypoglykämieängsten zu einer manifesten Angststörung kann fließend verlaufen, da die Definition von „übermäßiger bzw. unangemessener Angst" nicht trennscharf ist: Übermäßige Erwartungsängste hinsichtlich zukünftiger Hypoglykämien zeichnen sich dadurch aus, dass das tatsächliche individuelle Hypoglykämierisiko nicht adäquat berücksichtigt wird. Es zeigt sich analog zu anderen Angststörungen ein ausgeprägtes Sicherheits- und Vermeidungsverhalten, das sich insbesondere auch im Diabetesselbstmanagement äußert. Häufig sind hier die Vermeidung niedriger bis normoglykämischer Blutglukosespiegel, hochfrequente Blutglukoseselbstkontrollen, eine intentionale Unterdosierung des Insulins oder das Einschränken der Lebensführung (z. B. Vermeidung von Bewegung, zu Hause im sicheren Umfeld bleiben) zu beobachten.

Vermeidungsverhalten: höhere Blutglukosespiegel

Typischerweise bestehen auch Schwierigkeiten in der Symptomdiskrimination: Autonome Hypoglykämiesymptome (z. B. Schwitzen, Zittern) und Angstsymptome sind nicht einfach zu unterscheiden, was zu Unsicherheiten in der Hypoglykämieerkennung führen und zu einem Hilflosigkeitserleben beitragen kann (vgl. Kapitel 2.4). Hypoglykämieängste lassen sich anhand eines Teufelskreismodells der Angst, analog zu Angststörungen, verdeutlichen (vgl. Abbildung 4).

Angst- versus Hypoglykämiesymptome

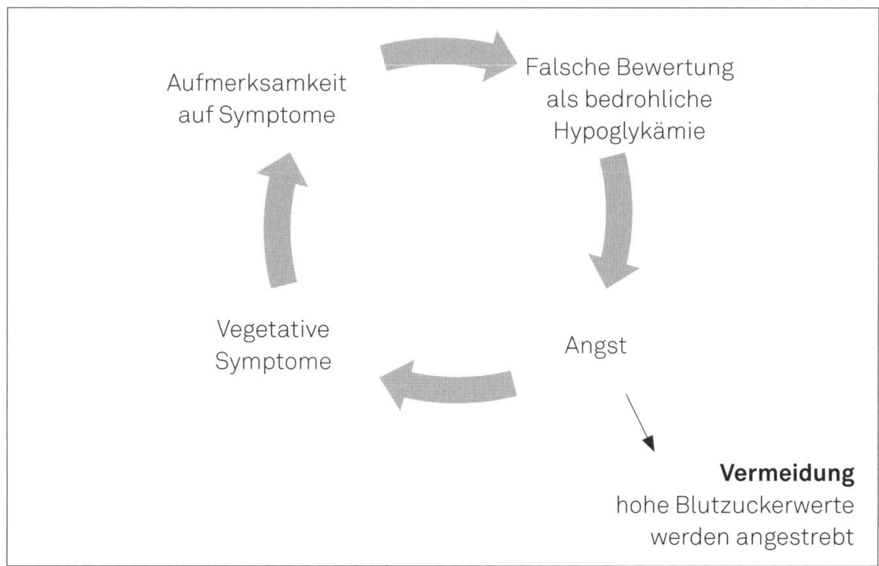

Abbildung 4: Teufelskreis der Hypoglykämieangst (modifiziert nach Petrak, 2013)

Hypoglykämieängste sind mit ungünstigerem Selbstbehandlungsverhalten und höheren HbA1c-Werten assoziiert und stellen mittelfristig ein ernstzunehmendes Risiko für die Entwicklung von Folgekomplikationen dar. Die Ängste und Auswirkungen der im Rahmen eines Vermeidungsverhalten möglicherweise dauerhaft erhöhten Blutglukosewerte können die Lebensqualität der Betroffenen deutlich beeinträchtigen (Martyn-Nemeth et al., 2016).

2.4 Hypoglykämiewahrnehmung

Hypoglykämien lassen sich kaum völlig vermeiden

Hypoglykämien sind eine kaum vermeidbare Begleiterscheinung einer Therapie mit blutglukosesenkender Medikation, insbesondere der Insulintherapie. Um eine schwere Hypoglykämie mit Bewusstlosigkeit zu vermeiden, ist es essenziell, dass Menschen mit Diabetes einen fallenden Blutglukosespiegel und eine sich abzeichnende Hypoglykämie rechtzeitig wahrnehmen. Im Regelfall können Menschen mit Diabetes eine Hypoglykämie leicht anhand charakteristischer Symptome erkennen und sich entsprechend durch die Aufnahme schnell resorbierbarer Kohlenhydrate wie Traubenzucker selbst behandeln.

Symptome: autonom vs. neuroglykopenisch

Hypoglykämiesymptome sind interindividuell hoch variabel und können sich auch über die Zeit verändern. Sie lassen sich in zwei Gruppen unterteilen, die sich durch die Herkunft der Symptome definieren (Cryer, 2013). Die erste Gruppe der Symptome sind sogenannte autonome Hypoglykämiesymptome. Hierzu zählen Zittern und Schwitzen. Autonome Symptome werden durch eine Aktivierung des autonomen Nervensystems bei einer Hypoglykämie ausgelöst. Eine Hypoglykämie führt zu einer ausgeprägten Aktivierung des Sympathikus und der Ausschüttung von Katecholaminen, die ihrerseits eine kontrainsulinäre Wirkung entfalten (hormonelle Glukosegegenregulation). Autonome Symptome sind im Regelfall gut wahrnehmbar und erlauben eine zuverlässige Hypoglykämiewahrnehmung.

Die zweite Gruppe sind sogenannte neuroglykopenische Hypoglykämiesymptome, die durch einen Energiemangel im Gehirn entstehen. Das menschliche Gehirn arbeitet unter normalen Bedingungen nur mit Glukose als Energieträger. Da es Glukose nicht speichern kann, ist es auf eine kontinuierliche Zufuhr von Glukose durch den Blutkreislauf angewiesen. Sinkt der Blutglukosespiegel und entsteht eine Hypoglykämie, führt dies zu einer cerebralen Glukoseunterversorgung (Neuroglykopenie). Dies äußert sich in sehr vielfältigen Symptomen, wie transienten Konzentrationsschwierigkeiten, Artikulationsstörungen, Sehstörungen, aber auch vorübergehenden Veränderungen in Affekt und Persönlichkeit (z.B. gesteigerte Reizbarkeit). Neuroglykopenische Symptome sind oft deutlich schwerer wahrzunehmen als autonome Symptome, da sie subtil beginnen und mit fallendem Blutglukosespiegel, also einer sich verschärfenden Unterversorgung des Gehirns, an Intensität zunehmen.

Die Hypoglykämiewahrnehmung und die individuelle Hypoglykämiesymptomcharakteristik können sich über den Verlauf eines Diabetes verändern. Bei ca. einem Drittel der Menschen mit Typ-1-Diabetes entwickelt sich mit längerer Diabetesdauer das Syndrom einer beeinträchtigten Hypoglykämiewahrnehmung („Hypoglykämiewahrnehmungsstörung", impaired hypoglycaemia awareness). Hypoglykämien werden nicht mehr oder nicht mehr rechtzeitig erkannt, vormals zuverlässige Hypoglykämiesymptome bleiben aus. Eine beeinträchtigte Hypoglykämiewahrnehmung geht mit einem signifikant erhöhten Risiko für das Auftreten gefährlicher schwerer Hypoglykämien einher und resultiert vielfach in einer ausgeprägten psychosozialen Belastungssituation. Risikofaktoren für die Entwicklung einer beeinträchtigten Hypoglykämiewahrnehmung sind eine lange Diabetesdauer, schwere Hypoglykämien sowie insbesondere häufige „leichte", d.h. symptomatische Hypoglykämien speziell im Rahmen einer normnahen Stoffwechselführung.

Beeinträchtigte Hypoglykämiewahrnehmung

Adaption an niedrige Blutglukosespiegel

Pathophysiologisch lässt sich eine beeinträchtigte Hypoglykämiewahrnehmung durch eine – meist reversible – Adaptation des Organismus an hypoglykämische Blutglukosespiegel erklären. Die hormonelle Glukosegegenregulation wird später und damit nicht rechtzeitig getriggert, sodass gut wahrnehmbare autonome Hypoglykämiesymptome ausbleiben. Die schwieriger wahrzunehmenden neuroglykopenischen Symptome bleiben oft erhalten. Therapeutisch erfordert die Behandlung einer beeinträchtigten Hypoglykämiewahrnehmung ein interdisziplinäres Vorgehen. Zentrale Prinzipien sind eine rigorose Hypoglykämievermeidung, die darauf abzielt, die Adaptation an hypoglykämische Glukosespiegel rückgängig zu machen und autonome Symptome zu restituieren, sowie ein Training der Hypoglykämiewahrnehmung, das auf die Wahrnehmung speziell der neuroglykopenischen Symptome fokussiert (vgl. Kapitel 4.1.5).

2.5 Komorbide psychische Störungen

2.5.1 Depression

Menschen mit Diabetes berichten vergleichsweise häufig von depressiven Symptomen. Etwa 8 bis 10 % der Menschen mit Diabetes leiden unter einer depressiven Störung, jeder vierte weist klinisch bedeutsame depressive Symptome auf, die zumindest teilweise die Kriterien einer Depression erfüllen. Schätzungen zufolge leiden demnach ca. 1,6 bis 2 Millionen Menschen mit Diabetes in Deutschland unter depressiven Symptomen. Die Prävalenz für eine Depression ist im Vergleich zu stoffwechselgesunden Menschen um das etwa Zweifache erhöht, dies trifft auf beide Diabetestypen gleichermaßen zu.

Depressionshäufigkeit zweifach erhöht

Depressionsneigung

Eine erhöhte Depressionsneigung zeigt sich insbesondere:
- nach Diagnosestellung,
- nach Auftreten von Folgeerkrankungen,
- nach schweren Hyper- oder Hypoglykämien,
- nach Umstellung von oraler auf Insulintherapie.

Bidirektionaler Zusammenhang?

Studien deuten darauf hin, dass der Zusammenhang von Typ-2-Diabetes und Depression bidirektional ist. Eine Übersicht zum Thema Diabetes und Depression geben Holt, de Groot und Golden (2014). Das Risiko, bei bereits bestehendem Typ-2-Diabetes eine Depression zu entwickeln, ist erhöht, umgekehrt haben depressive Menschen ein um 37 % erhöhtes Risiko, zusätzlich an einem Typ-2-Diabetes zu erkranken.

Es werden verschiedene Hypothesen diskutiert, die diesen wechselseitigen Zusammenhang zu erklären versuchen. Zum einen wird angenommen, dass sich depressive Störungen als Reaktion auf die Anforderungen des Diabetesselbstmanagement und den vielfältigen Belastungen durch den Diabetes entwickeln können. Insbesondere bei unzureichender Stoffwechseleinstellung bzw. vor Diagnosestellung kann eine chronische Hyperglykämie zu Symptomen wie Konzentrationsproblemen und Erschöpfung führen, die wiederum die Entstehung einer Depression begünstigen könnten. Eine depressive Symptomatik lässt sich zudem oft nach der Diagnose von Diabeteskomplikationen beobachten. Zum anderen kann eine ausgeprägte depressive Symptomatik mit einer Vernachlässigung des Diabetesselbstmanagement einhergehen (z. B. aufgrund einer Antriebsminderung). Die Frage, ob das Depressionsrisiko nur bei diagnostiziertem Diabetes erhöht ist (weil die Belastungen durch den Diabetes als Stressor wirken), nicht jedoch bei unentdecktem Diabetes, lässt sich nicht eindeutig beantworten. Studien verweisen auf gemeinsame psychosoziale bzw. Lebensstilfaktoren, oder gemeinsame physiologische Mechanismen, die sowohl dem Diabetes als auch der Depression zugrunde liegen.

Hypercortisolismus, Überaktivität des Immunsystems

Hervorzuheben sind hier zahlreiche psychoneuroendokrinologische Veränderungen im Rahmen depressiver Störungen, insbesondere der Hypercortisolismus, sowie die verminderte Insulinwirkung aufgrund einer Überaktivierung des Immunsystems. In Folge kann es zu einem „Teufelskreis" aus Gewichtszunahme, Insulinresistenz und inflammatorischen Prozessen kommen, welche die Entwicklung eines Typ-2-Diabetes und depressiver Symptome verstärken können.

Schlechtere Prognose bei komorbider Depression

Diabetes und komorbide Depression gehen mit einer deutlich verringerten allgemeinen und diabetesbezogenen Lebensqualität einher und reduzieren die Therapiezufriedenheit der Betroffenen oft erheblich. Depressive Störungen sind ein bedeutsamer Prädiktor für die Entwicklung von Einschränkungen in der Bewältigung der Aufgaben des täglichen Lebens von Menschen mit Diabetes. Eine Vielzahl von Studienergebnissen weist auf signifikante gesundheitliche Risiken durch die Komorbidität von Diabetes und Depression hin. An einer Depression erkrankte Menschen mit Diabetes haben nachweislich deutlich größere Schwierigkeiten, ihr Diabetesselbstmanagement erfolgreich umzusetzen und Therapieempfehlungen einzuhalten (z.B. Ernährungsempfehlungen, regelmäßige Einnahme von Medikation). Zudem zeigen sich ungünstige lebensstilassoziierte Verhaltensweisen, wie eine ungünstigere Ernährungsweise, reduzierte körperliche Aktivität, häufigerer Nikotinkonsum sowie Übergewicht bzw. Adipositas bei Menschen mit Diabetes und depressiven Symptomen. Es überrascht daher nicht, dass eine komorbide Depression mit einer schlechteren glykämischen Kontrolle assoziiert ist. Sie ist zudem ein Risikofaktor für die Entwicklung von Begleit- und Folgeerkrankungen des Diabetes und geht mit einer 1,5- bis 2,3-fach erhöhten Mortalität einher.

Wie der Diabetes-Distress kann auch eine Depression durch eine Dysregulation von Stress-Hormonen einen direkten negativen Einfluss auf die glykämische Kontrolle haben. Bedeutsam ist vor allem auch ein indirekter Effekt, der über reduziertes bzw. ungünstiges Selbstbehandlungsverhalten vermittelt wird (vgl. Abbildung 5).

Depression: hohe Dunkelziffer

Trotz der erheblichen Risiken, die eine komorbide Depression birgt, deuten Studien darauf hin, dass nur etwa die Hälfte aller depressiven Störungen bei Menschen mit Diabetes diagnostiziert wird. Die Gründe hierfür können nur vermutet werden: Zum einen werden Screeningfragen zur depressiven Symptomatik (z.B. „Fühlten Sie sich während der letzten zwei Wochen gedrückt,

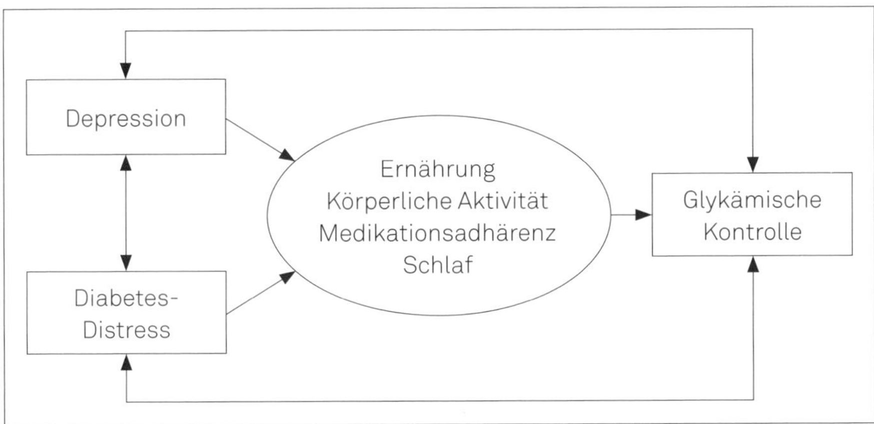

Abbildung 5: Zusammenwirken von Depression, Diabetes-Distress und Selbstbehandlungsverhalten auf die glykämische Kontrolle (modifiziert nach Snoek et al., 2015)

niedergeschlagen oder hoffnungslos?", „Haben Sie während der letzten zwei Wochen Freude oder Interesse an Ihren Tätigkeiten verloren, die Ihnen gewöhnlich Freude machen?") möglicherweise nicht oder nur zu selten im Rahmen des ärztlichen Gesprächs gestellt, zum anderen zeigt sich eine Überlappung depressiver Symptome wie Erschöpfung und Konzentrationsprobleme mit Symptomen der Hyperglykämie, sodass die Depression verkannt werden könnte.

Suizidalität

Menschen mit Diabetes haben im Vergleich zu stoffwechselgesunden Menschen häufiger Suizidgedanken und begehen wahrscheinlicher einen Suizidversuch, insbesondere wenn sie durch den Diabetes belastet sind (z.B. ungünstige Stoffwechseleinstellung, lange Diabetesdauer, Komorbiditäten), die Depression spielt hierbei eine mediierende Rolle (Conti et al., 2017). Zudem besteht ständiger Zugriff auf Insulin, welches in suizidaler Absicht überdosiert werden könnte. Suizidalität muss diagnostisch immer berücksichtigt und im Verlauf geprüft werden.

2.5.2 Essstörungen

Die Themen Ernährung und Essverhalten sind tägliche Begleiter von Menschen mit Diabetes, beispielsweise beim Schätzen des Kohlenhydratgehalts von Nahrungsmitteln in der Insulintherapie oder der Gewichtsreduktion bei Typ-2-Diabetes und Übergewicht bzw. Adipositas. Sowohl gestörtes Essverhalten als auch manifeste Essstörungen sind ernstzunehmende Komorbiditäten bei Diabetes mellitus und gehen oft mit einer unzureichenden Stoffwechseleinstellung, einem erhöhten Risiko für akute Komplikationen wie Ketoazidosen, mikrovaskulären Folgeerkrankungen sowie einer erhöhten Mortalität einher.

2.5.2.1 Typ-1-Diabetes

Gestörtes Essverhalten kommt überhäufig bei Menschen mit Typ-1-Diabetes vor, insbesondere, aber nicht ausschließlich, bei jüngeren Frauen. Liegen charakteristische Symptome einer Essstörung vor, die bedeutsames Leiden oder Funktionsbeeinträchtigungen verursachen, jedoch nicht das Vollbild einer klinischen Essstörung erfüllen, kann eine „Sonstige Essstörung" diagnostiziert werden (ICD-11[1]: 6B8Y, Other specified feeding or eating disorders, OSFED). Um die Diagnose OSFED zu stellen, müssen die Gründe benannt werden, wieso das Vollbild einer klinischen Essstörung nicht erfüllt ist. Werden diese Gründe nicht benannt, kann alternativ eine „Nicht näher

1 https://www.bfarm.de/DE/Kodiersysteme/Klassifikationen/ICD/ICD-11/uebersetzung/_node.html

bezeichnete Fütter- oder Essstörung" (ICD-11: 6B8Z) diagnostiziert werden. Zusätzlich wird in der ICD-11 die Diagnose der „Purging-Störung" (MB29.3) erwähnt, die eine rein kompensatorische Essverhaltensstörung mit dem Ziel der Gewichtsreduktion darstellt. In der ICD-10 wird hier die Diagnose „Essstörung, nicht näher bezeichnet" (F50.9, Eating disorder not other specified, EDNOS) verwendet.

ICD-11: OSFED (6B8Y), Purging-Störung (MB29.3)

ICD-10: EDNOS (F50.9)

Bei etwa 40 % der Menschen mit Typ-1-Diabetes liegt ein gestörtes Essverhalten vor (Young et al., 2013). Unabhängig vom Vergleich mit stoffwechselgesunden Menschen ist der Anteil an Personen mit Typ-1-Diabetes und gestörtem Essverhalten aufgrund der gravierenden negativen Folgen auf die Gesundheit von großer klinischer Relevanz. Im Fokus der Forschung zu Essstörungen bei Typ-1-Diabetes steht oft das Insulin-Purging (siehe unten), da es sehr prävalent und klinisch besonders bedeutsam ist. Menschen mit Typ-1-Diabetes können aber auch das Vollbild einer Essstörung entwickeln mit weiteren gewichtsreduzierenden Maßnahmen wie restriktivem Essen oder Erbrechen. Die Frage, ob klinische Essstörungen bei Menschen mit Typ-1-Diabetes häufiger auftreten als bei stoffwechselgesunden Menschen, ist nicht eindeutig zu beantworten. In Bezug auf die Anorexia nervosa deutet die Forschung darauf hin, dass es keine signifikanten Unterschiede zwischen Menschen mit Typ-1-Diabetes und stoffwechselgesunden Menschen gibt, bei der Bulimia nervosa zeigt sich ein weniger eindeutiges Bild. Ein Grund für die recht heterogenen Prävalenzen von Essstörungen bei Diabetes ist vermutlich im Einsatz diabetesspezifischer versus allgemeiner Fragebögen zur Erfassung der Essstörungssymptomatik begründet (Young et al., 2013).

Insulin-Purging

Bei Typ-1-Diabetes ist eine diabetesspezifische gewichtsregulierende Maßnahme bei gestörtem Essverhalten das sogenannte Insulin-Purging, das sich im intentionalen Auslassen oder in der Reduktion der erforderlichen Insulindosis zeigt und zu einem renalen Verlust von Glukose führt (Glukosurie). Etwas irreführend wird in diesem Zusammenhang mitunter vom „Erbrechen über die Niere" gesprochen oder die unpräzise Wortneuschöpfung „Diabulimie" bemüht. Das Insulin-Purging ist eine sehr potente Maßnahme zur Gewichtsreduktion und geht – neben dem hohen Risiko für die Entwicklung gravierender Akutkomplikationen wie der diabetischen Ketoazidose – mit einem deutlich höheren HbA1c-Wert und damit erheblichen Risiko für diabetische Folgeerkrankungen, insbesondere der Retinopathie, einher.

Die Manifestation eines Typ-1-Diabetes im Kindesalter und der frühen Adoleszenz erhöht das Risiko, an einer Essstörung zu erkranken oder essgestörtes Verhalten zu entwickeln. Neben allgemeinen Risikofaktoren, wie zum Beispiel weiblichem Geschlecht, geringem Selbstwert, einer dysfunktionalen Familiendynamik, einer ungünstigen Beziehung zum Essen (z. B. häufige Diäten) und mangelnden Emotionsregulationsfähigkeiten spielen auch diabetesspezifische Risikofaktoren eine Rolle (vgl. auch Abbildung 6). Letztere betreffen u.a. das Körperbild und Körpererleben: Übergewicht ist auch bei Typ-1-Diabetes ein Risikofaktor für die Entwicklung gestörten Essverhaltens und der BMI von jungen Menschen mit Typ-1-Diabetes ist etwas höher verglichen mit ihren Peers. Häufig kommt es bei Typ-1-Diabetes nach einer deutlichen Gewichtsabnahme vor Diagnosestellung zu einer Gewichtszunahme, nachdem mit der Insulinsubstitution begonnen wurde, was zu einer größeren Unzufriedenheit mit dem Körperbild beitragen kann (vgl. Kasten).

Macht Insulin „dick"?

Insulin wirkt an den Zielorganen anabol: Es stimuliert Stoffwechselwege, welche die Energiespeicher auffüllen, indem es den Zucker in die insulinabhängigen Organe (z.B. Skelettmuskulatur, Fettgewebe) einschleust, und hemmt Stoffwechselwege, die Energiespeicher abbauen. Viele Menschen mit Diabetes befürchten daher eine Gewichtszunahme bei Beginn einer Insulintherapie. Im Schnitt beträgt diese Gewichtszunahme 2 bis 4 kg, kann im individuellen Fall aber auch höher sein. Aufgrund der anabolen Wirkung kann Insulin zu einer Gewichtszunahme beitragen, es handelt sich jedoch stets um ein multifaktorielles Geschehen. Folgende Faktoren spielen dabei u.a. eine Rolle:

- Normalisierung des Wasserhaushalts bei besserer Stoffwechsellage,
- Verringerung von Glukosurie bei besserer Stoffwechsellage, dadurch steht dem Körper mehr Energie zur Verfügung,
- Appetitsteigerung durch Normalisierung des Blutglukosestoffwechsels und mögliche Heißhungerattacken in Folge von Hypoglykämien,
- vermehrte Kalorienzufuhr, um Hypoglykämien zu vermeiden bzw. diesen entgegenzuwirken.

Die Unzufriedenheit mit dem eigenen Körperbild ist ein Risikofaktor, der auch von der Sichtbarkeit der Erkrankung (z.B. beim Tragen einer Insulinpumpe oder aufgrund von Lipohypertrophien) negativ beeinflusst werden kann. Hinzu kommt mitunter ein Unzulänglichkeitserleben hinsichtlich des eigenen Körpers aufgrund der Diabeteserkrankung. Gleichzeitig kommt dem Körper durch Außenstehende eine besondere Aufmerksamkeit zu, zum Beispiel während der regelmäßigen diabetologischen Kontrolluntersuchungen.

Ständige Beschäftigung mit Essen

Ein weiterer diabetesspezifischer Faktor, der als risikoerhöhend diskutiert wird, ist die ständige Beschäftigung mit Aspekten der Nahrungsaufnahme, die nicht unbedingt Teil einer Essstörung sein muss, sondern auch durch die erforderliche Selbstbehandlung bedingt ist (z.B. das Einschätzen des Kohlenhydratgehalts von Mahlzeiten). Dies kann auch die Diagnostik von gestörtem Essverhalten bei Diabetes erschweren.

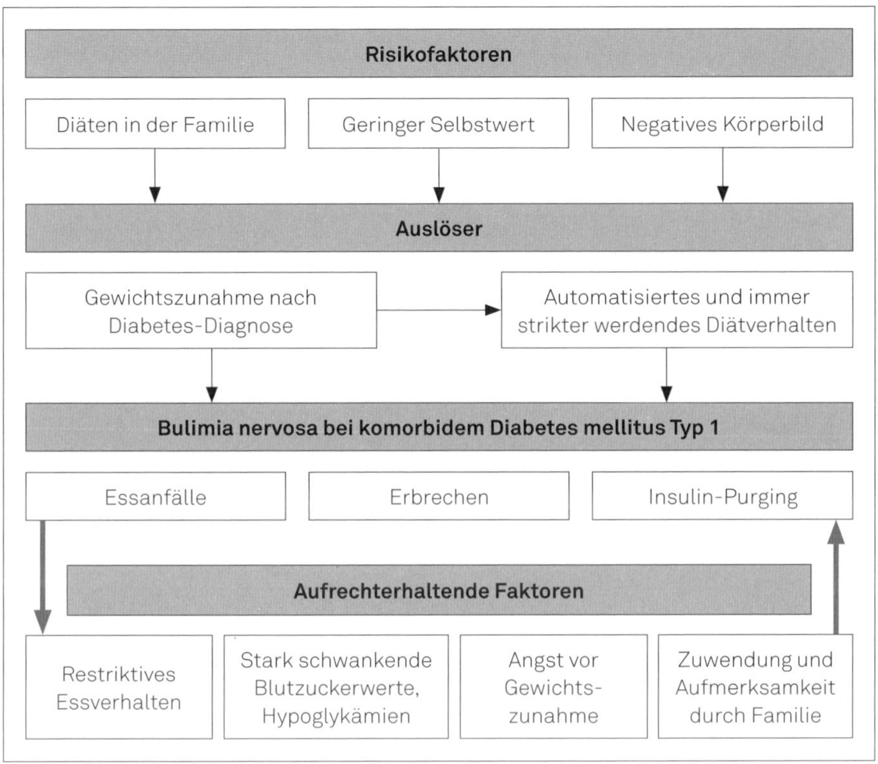

Abbildung 6: Vereinfachtes, beispielhaftes Erklärungsmodell für die Entwicklung einer Bulimia nervosa bei Typ-1-Diabetes mit Risikofaktoren sowie auslösenden und aufrechterhaltenden Bedingungen (modifiziert nach Schäfer, 2022)

Heißhunger-attacken

Hypoglykämien können zu Heißhunger und damit einhergehend disinhibiertem Essverhalten führen. Dies ist physiologisch durch die Hypoglykämie bedingt und zunächst insofern funktional, als dass so eine rasche Selbstbehandlung der Hypoglykämie durch die Aufnahme von Kohlenhydraten priorisiert wird. Der Heißhunger während einer Hypoglykämie kann allerdings auch zum Verzehr großer Mengen hochkalorischer Nahrungsmittel führen, bis hin zu Essanfällen mit Kontrollverlust. Eine damit gegebenenfalls einhergehende Gewichtszunahme und mögliche Schuldgefühle können dysfunktionales Essverhalten weiter begünstigen. Aufgrund der gravierenden Auswirkungen, die ein gestörtes Essverhalten auf die Gesundheit von Menschen mit Typ-1-Diabetes haben kann, ist ein regelmäßiges Monitoring – insbesondere in der sensiblen Phase der Adoleszenz – unabdingbar, um frühzeitig Behandlungsmaßnahmen einleiten zu können. Eine stark schwankende Stoffwechsellage mit hohen HbA1c-Werten kann neben anderen Aspekten erste Hinweise auf mögliche Probleme hinsichtlich des Essverhaltens bzw. auf Insulin-Purging geben (vgl. Kasten).

Anzeichen für das Vorliegen einer Essstörung bei Typ-1-Diabetes

- wiederholt schwankende bzw. nicht erklärbare Stoffwechsellage, hohe HbA1c-Werte,
- Hyperglykämie (wiederholt Ketoazidosen, Acetongeruch, häufiges Trinken und häufige Toilettengänge),
- deutliche Gewichtsschwankungen,
- Auslassen von Mahlzeiten,
- negative Einstellung zu bzw. Angst vor Insulin,
- seltene, evtl. auch heimliche Glukoseselbstkontrollen,
- Vermeidung von Gewichtskontrollen und/oder Arztbesuchen.

2.5.2.2 Typ-2-Diabetes

BES (ICD-11: 6B82) und pathologisches Essverhalten häufig

Der Großteil der Studien zu gestörtem Essverhalten und Essstörungen bei Typ-2-Diabetes fokussiert auf die Binge-Eating-Störung (ICD-11: 6B82, BES) und Essverhaltensstörungen, wie z. B. nächtliches Essen (night eating syndrome, NES), welches unter die Diagnose OSFED (ICD-11: 6B8Y) in der ICD-11 zu subsummieren ist. In der ICD-10 wird die BES nicht explizit genannt und gewöhnlich unter den nicht näher bezeichneten Essstörungen (F50.9) diagnostiziert, für NES bestehen keine Empfehlung zur diagnostischen Einordnung in der ICD-10. Auch andere Formen pathologischen oder ungünstigen Essverhaltens (z. B. enthemmtes Essen, objektives Überessen, Snacking, emotionsinduziertes Essen, Food-Addiction-Verhalten) werden im Zusammenhang mit Typ-2-Diabetes diskutiert.

Die in der Literatur berichteten Punktprävalenzen für BES bei Menschen mit Typ-2-Diabetes variieren erheblich von etwa 1,4 % bis zu etwa 25 % (Chevinsky, Wadden & Chao, 2020). Es wird davon ausgegangen, dass das Risiko für BES bei Menschen mit Diabetes mit steigendem Übergewicht zunimmt. Eine BES wiederum ist ein unabhängiger Risikofaktor für Typ-2-Diabetes, geht der Diagnose oft voraus und scheint zu einem früheren Beginn der Diabeteserkrankung zu führen. Durch den Konsum großer Mengen fett- und zuckerreicher Nahrungsmittel in kurzer Zeit und der hohen Kalorienzufuhr kann es zu ausgeprägten Blutglukoseschwankungen und einer reduzierten Insulinsensitivität kommen, was wiederum mit einem höheren Risiko für mikro- und makrovaskuläre Erkrankungen einhergeht. Die Komorbidität von BES und Typ-2-Diabetes ist zudem mit einer geringeren Lebensqualität und höherer Depressivität assoziiert.

Bei insulinpflichtigen Menschen mit Typ-2-Diabetes kann es ebenfalls zum Insulin-Purging kommen. Zudem berichten etwa die Hälfte der jüngeren Menschen mit Typ-2-Diabetes und Insulintherapie von gestörtem Essverhalten.

2.5.3 Sexuelle Funktionsstörungen

Sexuelle Funktionsstörungen zählen zu den häufigsten Folgekomplikationen des Diabetes sowohl bei Männern als auch bei Frauen. Einen Überblick über Prävalenz, Pathogenese und Behandlung von sexuellen Dysfunktionen bei Männern und Frauen mit Diabetes geben Maiorino, Bellastella und Esposito (2014). Etwa die Hälfte aller Männer mit Diabetes leiden unter sexuellen Funktionsstörungen, darunter insbesondere der erektilen Dysfunktion. Der Diabetes erhöht das Risiko für eine erektile Dysfunktion um das Vierfache.

Erektile Dysfunktion: Prävalenz vierfach erhöht

Während die Prävalenz der erektilen Dysfunktion in der Gesamtbevölkerung der über 65-Jährigen bei etwa 25 % liegt, steigt sie bei Männern mit Diabetes in diesem Alter auf über 90 % an. Insgesamt wird von einer Prävalenz der erektilen Dysfunktion von mehr als 50 % bei Männern mit Diabetes ausgegangen.

Etwa 70 % der Frauen mit Typ-1-Diabetes und ca. 40 % der Frauen mit Typ-2-Diabetes leiden unter sexuellen Funktionsstörungen. Am häufigsten treten Lubrikationsstörungen und Dyspareunie auf, zudem leiden etwa 30 % der Frauen mit Diabetes unter Harninkontinenz.

Lubrikationsstörungen, Dyspareunie

Sexuelle Funktionsstörungen gehen mit einer verringerten Lebensqualität und erhöhtem Risiko für depressive Störungen einher und können eine Partnerschaft, eine zentrale Ressource emotionaler Unterstützung, beeinträchtigen. Die zusätzliche psychische Belastung aufgrund der sexuellen Dysfunktion kann zudem den Alltag mit der chronischen Erkrankung Diabetes und dessen Therapie merklich erschweren. Sexuelle Funktionsstörungen werden häufig nicht diagnostiziert, da sie sowohl auf Patienten- als auch auf Behandlerseite schambesetzt sein können. So befinden sich beispielsweise nur etwa 20 % der betroffenen Männer mit erektiler Dysfunktion aufgrund der sexuellen Funktionsstörung in Behandlung.

2.6 Probleme im sozialen Umfeld

2.6.1 An- und Zugehörige

Der Diabetes hat Auswirkungen auf viele Bereiche des alltäglichen Lebens, darunter auch auf die Beziehung zu Freunden, An- und Zugehörigen. Diabetesbezogene Belastungen, wie z. B. Hypoglykämieängste, sind auch für An- und Zugehörige von Menschen mit Diabetes von großer Bedeutung, werden jedoch in der diabetologischen Betreuung leider oft vernachlässigt (vgl. Kasten). Soziale Unterstützung ist eine zentrale Ressource für den täglichen Umgang mit dem Diabetes und den Therapieanforderungen und kann zur Reduktion emotionaler Belastung signifikant beitragen. Für viele Menschen mit

Diabetes ist die Familie oft die wichtigste Quelle der Unterstützung, zugleich können die jeweiligen Bewältigungsmechanismen, wie An- und Zugehörige mit der Erkrankung und dem Betroffenen umgehen, die Verarbeitung sowie die Anpassung an die Erkrankung fördern oder negativ beeinflussen. Die häufigste Form des Beistands durch An- und Zugehörige ist die emotionale Unterstützung bei Schwierigkeiten mit dem Diabetes, ebenfalls häufig ist praktische Unterstützung bei Tätigkeiten, die für das Diabetesmanagement erforderlich sind. Soziale Unterstützung kann die Selbstwirksamkeit des Menschen mit Diabetes fördern, dadurch Diabetes-Distress reduzieren und somit positiven Einfluss auf das Selbstbehandlungsverhalten nehmen.

Mögliche Belastungen in der Partnerschaft (modifiziert nach Paust, Krämer-Paust & Jansen, 2013)

- Hypoglykämieängste und/oder Angst vor Folgeerkrankungen eines Partners bzw. beider Partner und daraus resultierende Verhaltensveränderungen, wie z.B. überprotektives/übergriffiges Verhalten des nichtdiabetischen Partners, ständiges Zusammensein, um im Falle einer Hypoglykämie reagieren zu können, übermäßige Rücksichtnahme auf den diabetischen Partner (z.B. „Ich will sie/ihn nicht noch zusätzlich belasten.");
- Schuldgefühle des nichtdiabetischen Partners an der Erkrankung bzw. an einer ungünstigen Stoffwechseleinstellung „mitschuldig" zu sein (z.B. „Wir hätten mehr auf unsere Ernährung achten sollen.");
- Angst um die Zukunft der Familie bzw. um die eigene Zukunft (z.B. frühzeitiges Auftreten von Folgeerkrankungen, Pflegebedürftigkeit, materielle Sicherheit);
- Körperliche Veränderungen beim Partner mit Diabetes (z.B. Probleme in der Sexualität aufgrund diabetesbedingter sexueller Funktionsstörungen, Gewichtszunahme, Lipohypertrophie);
- Einschränkungen in Freizeit und Sozialbereich (z.B. durch Einschränkungen der Mobilität aufgrund von Folgeerkrankungen oder Ängsten);
- Sorgen hinsichtlich der Familienplanung (z.B. Erblichkeit des Diabetes, Schwangerschaftskomplikationen bei Frauen mit Diabetes).

Soziale Unterstützung versus Autonomiebedürfnis

Die Diabeteserkrankung kann dabei durchaus positive Aspekte mit sich bringen, zum Beispiel wenn die gemeinsame Bewältigung der Erkrankung den Familienzusammenhalt stärkt oder zu einem gesundheitsbewussteren Verhalten in der Familie führt. Es kann sich lohnen, diese positiven Aspekte des Lebens mit Diabetes zu eruieren. Andererseits können sich Schwierigkeiten ergeben, eine gute Balance zwischen Unterstützung und Autonomiebedürfnis des Menschen mit Diabetes zu finden. Besonders schwierige Konstellationen können sich ergeben, wenn Angehörige ausgeprägte Ängste hinsichtlich diabetischer Komplikationen haben, ein großes Kontrollbedürfnis vorhanden ist oder häufig Hypo- und Hyperglykämien auftreten. Während es sich etwa jeder dritte Angehörige wünscht, mehr in das Diabetesmanagement des Familienangehörigen eingebunden zu werden, ist dies nur für einen geringeren Teil (ca. 11 %) der Menschen mit Diabetes erstrebenswert (Kulzer, Lüthgens, Landgraf, Krichbaum & Hermanns, 2017). Nicht selten empfindet es das Familienmitglied mit Diabetes als Bevormundung, wenn die Angehörigen auf eine mögliche Unterzuckerung hinweisen oder an die Blutglukoseselbstkontrolle erinnern.

An- und Zugehörige von Menschen mit Diabetes haben häufiger ein reduziertes Wohlbefinden und ein erhöhtes Depressionsrisiko im Vergleich zur Gesamtpopulation. Jeder zweite leidet stark unter Sorgen um den Angehörigen mit Diabetes und auch die diabetesbezogenen Belastungen sind mit denen der Menschen mit Diabetes vergleichbar. Jeder zweite An- und Zugehörige gibt an, dass es belastend sei, die Person, mit der sie zusammenleben, bei ihrem Diabetesmanagement zu unterstützen. Die größten Belastungsfaktoren sind Ängste vor diabetischer Folgeerkrankungen und Hypoglykämieängste, die zum Teil noch ausgeprägter sein können als bei den erkrankten Angehörigen selbst. Über 60 % der An- und Zugehörigen von Menschen mit Diabetes leiden unter starken Sorgen hinsichtlich des Auftretens von Hypoglykämien (Kulzer et al., 2017). Ursächlich hierfür könnte sein, dass Angehörige sich gegenüber Hypoglykämien hilflos fühlen, da sie diese nicht steuern und kontrollieren können, gleichzeitig jedoch die Folgen der Unterzuckerung für ihre Angehörigen miterleben. Eine hilfreiche Maßnahme gegen Hypoglykämieängste ist die Teilnahme an Diabetesschulungen, um Kompetenzen im Umgang mit Unterzuckerungen zu erlernen und eine realistischere Risikobewertung zu etablieren.

Angehörigenschulung

Nur etwa jeder vierte An- und Zugehörige nimmt an einer Diabetesschulung teil. Eine Teilnahme kann dabei helfen, das Familienmitglied mit Diabetes wirkungsvoll zu unterstützen und so mehr Sicherheit und Lebensqualität zu gewinnen (Kulzer et al., 2017). Moderne Schulungskonzepte sehen in der Regel Angehörigensitzungen vor. Zusätzlich bieten einige Diabetes-Online-Foren Informationen und Gruppen für den Austausch Angehöriger, die sich selbst auch manchmal als Menschen mit „Typ-F-Diabetes“ (das „F“ steht für Freund oder Familienangehöriger) bezeichnen.

„Typ-F-Diabetes“

2.6.2 Recht und Soziales

Im Rahmen der Psychotherapie spielen häufig auch sozialrechtliche Aspekte im Zusammenhang mit der Diabeteserkrankung eine wichtige Rolle, etwa bei den Themen Berufswahl, Schwerbehinderung und Nachteilsausgleiche oder Fahreignung und Führerschein. Hilfreiche Informationen zu den relevanten

Themen finden sich in den Leitlinien Diabetes und Soziales und auf den Webseiten des Ausschusses Soziales der Deutschen Diabetes Gesellschaft (www.deutsche-diabetes-gesellschaft.de/die-ddg/ausschuesse/soziales) sowie patientennaher Gesundheitsorganisationen, wie zum Beispiel der Deutschen Diabetes-Hilfe (www.diabetesde.org).

3 Diagnostik und Indikation

Die in Kapitel 2 beschriebenen diabetesspezifischen psychosozialen Problembereiche, wie Diabetes-Distress oder Ängste vor Folgeerkrankungen, lassen sich oft nicht durch die gängigen Diagnosen für psychische Störungen abbilden. Entsprechende Probleme werden nach ICD-11 als 6E40 codiert (Psychologische Faktoren oder Verhaltensfaktoren, die andernorts klassifizierte Krankheiten beeinflussen, vgl. Kasten). In der ICD-10 wird die Diagnose als F54 (Psychologische Faktoren oder Verhaltensfaktoren bei anderenorts klassifizierten Krankheiten) geführt. Die Diagnose F54 sollte verwendet werden, um psychische Faktoren und Verhaltenseinflüsse zu erfassen, die eine wesentliche Rolle in der Ätiologie körperlicher Krankheiten spielen, die in anderen Kapiteln der ICD-10 klassifiziert werden. Die sich hierbei ergebenden psychischen Störungen sind meist leicht, oft langanhaltend (wie Sorgen, emotionale Konflikte, ängstliche Erwartung) und rechtfertigen nicht die Zuordnung zu einer der anderen Kategorien des Kapitels V der ICD-10.

ICD-11: 6E40

ICD-10: F54

Psychologische Faktoren oder Verhaltensfaktoren, die anderenorts klassifizierte Krankheiten beeinflussen (ICD-11: 6E40)

Definition: "Psychological and behavioural factors affecting disorders or diseases classified elsewhere are those that may adversely affect the manifestation, treatment, or course of a condition classified in another chapter of the ICD. These factors may adversely affect the manifestation, treatment, or course of the disorder or disease classified in another chapter by: interfering with the treatment of the disorder or disease by affecting treatment adherence or care seeking; constituting an additional health risk; or influencing the underlying pathophysiology to precipitate or exacerbate symptoms or otherwise necessitate medical attention. This diagnosis should be assigned only when the factors increase the risk of suffering, disability, or death and represent a focus of clinical attention, and should be assigned together with the diagnosis for the relevant other condition."

Die Kategorie lässt eine spezifische Einteilung in die verschiedenen psychologischen und Verhaltensfaktoren mit Einfluss auf die andernorts klassifizierte Erkrankung zu:

- 6E40.0: Mental disorder affecting disorders or diseases classified elsewhere,
- 6E40.1: Psychological symptoms affecting disorders or diseases classified elsewhere,
- 6E40.2: Personality traits or coping style affecting disorders or diseases classified elsewhere,
- 6E40.3: Maladaptive health behaviours affecting disorders or diseases classified elsewhere,
- 6E40.4: Stress-related physiological response affecting disorders or diseases classified elsewhere,
- 6E40.Y: Other specified psychological or behavioural factors affecting disorders or diseases classified elsewhere,
- 6E40.Z: Psychological or behavioural factors affecting disorders or diseases classified elsewhere unspecified.

Anpassungsstörung ICD-11: 6B43, ICD-10: F43.2

Zudem kann auch die Diagnose einer Anpassungsstörung (ICD-11: 6B43; ICD-10: F43.2) erwogen werden. Die Anpassungsstörung ist eine Reaktion auf ein einmaliges oder auch überdauerndes belastendes Lebensereignis, an das sich die betroffene Person nicht adäquat anpassen kann, wie z.B. die Diagnosestellung eines Diabetes oder die Umstellung auf eine Insulintherapie.

Differenzialdiagnose: Diabetessymptome

Des Weiteren ist eine kategorial-nosologische Klassifikation weiterer möglicher psychischer Störungen sinnvoll. Dabei ist differenzialdiagnostisch zu beachten, dass einige Symptome nicht Ausdruck einer psychischen Störung sein müssen, sondern Symptom des Diabetes sein können. Eine Antriebsminderung muss beispielsweise nicht Ausdruck einer Depression sein, sondern kann auch Folge chronisch erhöhter Blutglukosespiegel sein. Ein entsprechendes Kriterium der Depression wäre damit nicht erfüllt.

Ähnlich ist eine übermäßige Beschäftigung mit Essen und Ernährung nicht zwingend Ausdruck einer Essstörung, sondern Merkmal der Diabetesselbstbehandlung. Bei Vorliegen einer psychischen Störung ist auch die Nebendiagnose 6E40 bzw. F54 bei einer signifikanten Interaktion von psychischer Störung und Diabetesselbstmanagement in Erwägung zu ziehen, z.B. wenn sich eine Depression bedeutsam auf das Diabetesselbstmanagement auswirkt.

3.1 Psychodiagnostische Instrumente

Generell können alle Fragebogenverfahren genutzt werden, die in der Diagnostik bei Menschen ohne Diabetes angewandt werden. Bei der Wahl diagnostischer Instrumente und Fragebögen ist allerdings zu prüfen, ob die erhobenen Items und psychischen Symptome nicht mit der Diabetessymptomatik konfundiert sein können (z. B. Antriebsminderung, siehe oben). Neben diabetesunspezifischen klinisch-psychodiagnostischen Verfahren sind eine Reihe etablierter und gut validierter diabetesspezifischer Verfahren verfügbar, die u. a. einzelne Problembereiche abdecken und sich für Screeningzwecke, Therapieplanung und Verlaufsdiagnostik eignen (vgl. Tabelle 2):

DDS

- Die *Diabetes Distress Scale* (*DDS*; Polonsky et al., 2005) erfasst diabetesbezogene Belastungen anhand von 17 Items in vier Subskalen: (1) emotionale Belastungen, (2) behandlerbezogene Belastungen, (3) therapiebezogene Belastungen und (4) diabetesbezogene interpersonelle Belastungen. Zur Auswertung werden (Sub)skalenmittelwerte herangezogen. Die DDS ist für alle Altersstufen sowohl bei Typ-1- als auch Typ-2-Diabetes geeignet, unabhängig von der Therapieform. Die Skala zeichnet sich durch gute psychometrische Eigenschaften bei gleichzeitiger Sparsamkeit an Items aus. Eine validierte, deutsche Version der DDS ist frei über die Autoren verfügbar (Hermanns et al., 2009; vgl. auch DDS im Anhang, Seite 81). Weitere Versionen der DDS existieren auch für Partner von Menschen mit Diabetes („Partner-DDS“) und für Eltern von Kindern mit Diabetes („Parent-DDS“).[2] Eine Kurzform, die lediglich zwei Items umfasst („Fühlen Sie sich überwältigt durch die Anforderungen des Lebens mit Diabetes?“, „Haben Sie das Gefühl, dass Sie oft mit Ihrer Diabetestherapie scheitern?“) und sich sehr gut als Screeninginstrument eignet, wurde von Fisher, Glasgow, Mullan, Skaff und Polonsky (2008) vorgeschlagen.

PAID

- Der Fragebogen *Problem Areas in Diabetes (PAID)* (Polonsky et al., 1995; Kubiak, Hermanns & Kulzer, 2008) ist ein kurzes, in der Praxis gut anwendbares Instrument, das aus 20 Items besteht. Er erfasst diabetesspezische Problembereiche und eignet sich zur Diagnostik von Diabetes-Distress. Mittels des Gesamtscores ist zudem ein zuverlässiges Depressionsscreening möglich. Durch den unmittelbaren Diabetesbezug der Fragebogeninhalte ist er auch in nicht genuin psychotherapeutischen Settings gut anwendbar, wie z. B. in der diabetologisch-internistischen Versorgung, und wird von Menschen mit Diabetes gut akzeptiert. Darüber hinaus erlaubt es der PAID, wichtige Themen und Problembereiche zu identifizieren, und kann so die Therapieplanung unterstützen. Er ist auch zur Verlaufskontrolle nutzbar. In der internationalen DAWN-MIND-Studie wurde eine Kurzform dieses PAID-Fragebogens bestehend aus nur fünf Fragen entwickelt, die gute psychometrische Eigenschaften hat und hinsichtlich ihrer Validität mit der PAID-Langform gut vergleichbar ist (McGuire et al., 2010).

---

2 Beide Versionen sind in englischer Sprache frei verfügbar unter www.behavioraldiabetes.org.

- Die *Diabetes Acceptance Scale* (*DAS*; Schmitt et al., 2015) erlaubt eine erste Überprüfung, ob eine adäquate Diabetesakzeptanz besteht. Der Fragebogen besteht aus 28 Items, die einen Gesamtwert der Diabetesakzeptanz sowie vier spezifische Teilaspekte abbilden: (1) Akzeptanz/Integration des Diabetes in das eigene Leben, (2) Abwehr/Vermeidung des Diabetes und seiner Erfordernisse, (3) Behandlungsmotivation hinsichtlich des Diabetes, (4) emotionales Leiden aufgrund der Tatsache, Diabetes zu haben. Die Originalversion des Fragebogens ist auf Deutsch und auf Anfrage frei über die Autoren verfügbar. **DAS**
- Ein hilfreiches Instrument zur Abklärung von Hypoglykämiewahrnehmungsproblemen ist die strukturierte *Hypoglykämieanamnese* nach Clarke et al. (1995). Diese kann als Fragebogen genutzt werden, wird aber idealerweise im Gespräch mit dem Patienten gemeinsam bearbeitet. Der Anamnesebogen erlaubt es, die Hypoglykämiewahrnehmung von Menschen mit (Typ-1-)Diabetes zu bewerten und abzuschätzen, ob eine beeinträchtigte Hypoglykämiewahrnehmung vorliegt (vgl. „Strukturierte Hypoglykämieanamnese" im Anhang, Seite 84). **Hypoglykämieanamnese**
- Der *Hypoglycemia Fear Survey II* (*HFS-II*; Gonder-Frederick et al., 2011) ist ein in der Praxis weitverbreitetes Instrument zum Screening auf eine Hypoglykämieangstproblematik. Der HFS erfasst anhand von 33 Items auf zwei Subskalen die spezifischen Sorgen (HFS-W, worry subscale, 18 Items), sowie Vermeidungsverhaltensweisen (HFS-B, behavior subscale, 15 Items) in Bezug auf Hypoglykämien. Die Überprüfung der Antworten auf Itemebene kann wichtige Hinweise für die Therapie liefern. Der HFS ist sowohl bei Menschen mit Typ-1- als auch Typ-2-Diabetes einsetzbar, zudem wurde eine Version für Kinder (HFS-C) und auch für Eltern von Kindern mit Typ-1-Diabetes (HFS-P) entwickelt. Die deutsche Version des HFS-II wurde anhand einer Stichprobe von Erwachsenen mit Typ-1-Diabetes validiert (Schipfer et al., 2016). **HFS-II**
- Der *Diabetes Eating Problem Survey – Revised* (*DEPS-R*; Markowitz et al., 2010) eignet sich für ein Screening auf dysfunktionales Essverhalten und erfasst diabetesspezifische Aspekte, wie z. B. das Auslassen von Insulingaben zur Gewichtsregulation. Der DEPS-R umfasst 16 Items, die auf einer 6-stufigen Likert-Skala beantwortet werden, wobei ein höherer Gesamtwert auf ein stärker gestörtes Essverhalten hindeutet. Ab einem Wert von ≥ 20 (Range 0 bis 80) ist von einem erhöhten Risiko für Essstörungen auszugehen. Die deutsche Version des Fragebogens wurde anhand einer Stichprobe von Jugendlichen mit Typ-1-Diabetes validiert und ist über die Autoren frei verfügbar (Saßmann et al., 2015). **DEPS-R**
- Der *Diabetes Self-Management Questionnaire – Revised* (*DSMQ-R*; Schmitt et al., 2013) erfragt anhand von 20 Items das Selbstbehandlungsverhalten der letzten acht Wochen. Als globales Behandlungsgütemaß kann der Gesamtsummenscore herangezogen werden. Zusätzlich gibt es vier Subskalen, welche die Bereiche Diabetesgerechte Ernährung, Blutzucker- **DSMQ-R**

Management, Körperliche Aktivität, und Einhaltung/Vermeidung von Arztkontakten bewerten. Zusätzlich kann die Subskala „Blutzucker-Management“ in die Aspekte Medikamentenadhärenz und Blutglukoseselbstkontrolle aufgeteilt werden. Da die Prognose eines Diabetes in hohem Maße von einer effektiven Selbstbehandlung abhängt, bietet der Fragebogen auch wichtige Hinweise für Ansatzpunkte in der Psychotherapie mit Menschen mit Diabetes. Der DSMQ-R ist lizenzfrei über die Autoren verfügbar.

Tabelle 2: Empfohlene diabetesspezifische diagnostische Instrumente

Instrument	Erfasster Bereich	Besonders geeignet für		
		Screening	Therapieplanung	Verlaufs- und Erfolgskontrolle
DDS	Diabetes-Distress	X	X	X
PAID	Diabetes-Distress	X	X	X
Hypoglykämieanamnese	Hypoglykämiewahrnehmung	X		
HFS-R	Hypoglykämieangst	X	X	X
DAS	Diabetesakzeptanz	X		
DEPS-R	Problematisches Essverhalten	X	X	
DSMQ-R	Selbstbehandlungsverhalten	X	X	X

Neben psychodiagnostischen Verfahren ist es unabdingbar, im Rahmen der Psychotherapie auch diabetesspezifische Informationen zu erfassen (z. B. Thematisieren der Diabetesselbstbehandlung in der Probatorik, Gesundheitspass Diabetes einschließlich der Einschätzung der Lebensqualität mittels WHO-5-Skala, „Blutzuckertagebücher“; vgl. Kapitel 1.6), um zu einer stimmigen Bewertung einer vorliegenden Problematik zu gelangen (z. B. Hypoglykämieängste, obwohl noch keine Hypoglykämien erlebt wurden, vs. Hypoglykämieängste nach einer schweren Hypoglykämie). Darüber hinaus sind diabetesspezifische Parameter in vielen Fällen wichtige zusätzliche Erfolgsindikatoren für die Psychotherapie (z. B. Anzahl von Hypoglykämien bei einer beeinträchtigten Hypoglykämiewahrnehmung, Anzahl und Regelmäßigkeit von Blutglukoseselbstkontrollen und HbA1c-Wert bei einer Akzeptanzproblematik oder einer Depression).

Zu Beginn der Psychotherapie ist eine ausführliche Anamnese diabetesspezifischer Informationen zu empfehlen. Entsprechende Leitfragen sind im Kasten skizziert (vgl. hierzu auch die Karte „Anamnese diabetesspezifischer Informationen“ am Ende des Buches).

Anamnese diabetesspezifischer Informationen

1. Diabetestyp (Typ 1/Typ 2/andere)?
2. Diabetesdauer (Jahre)?
3. Aktueller HbA1c-Wert?
4. Insulintherapie (Konventionelle Insulintherapie/intensiviert-konventionelle Insulintherapie/Insulinpumpentherapie/keine)?
5. Orale Antidiabetika (Metformin/Glinide/SGLT2-Hemmer/DPP4-Hemmer/Glitazone/Sulfoylharnstoffe/keine)?
6. Glukoseselbstkontrolle (Blutzuckerselbstkontrolle/CGM/keine)?
7. Diabetische Folgeerkrankungen (Retinopathie/Nephropathie/Neuropathie/diabetisches Fußsyndrom/keine)?
8. Diabetesassoziierte Erkrankungen (arterielle Hypertonie/Herzinsuffizienz/keine)?
9. Weitere Medikationen (z.B. Antihypertensiva)?
10. Dokumentation (Blutzuckertagebuch/Ausdrucke CGM-Daten/Gesundheitspass Diabetes)?
11. Diabetesschulungen (allgemeine Schulung/Erstschulung/Wiederholungsschulung/problemspezifische Schulungen)?
12. Schwere Hypoglykämien (Fremdhilfe erforderlich/mit Rettungsdienst, in den letzten 12 Monaten)?
13. Diabetische Ketoazidosen (stationär behandelt, in den letzten 12 Monaten)?
14. Soziales Umfeld/Wohnsituation?

Aufgrund des Zusammenspiels psychischer Faktoren, der Diabetesbehandlung und diabetesspezifischer Aspekte kommt dem Kontakt zum diabetologischen Behandlerteam eine wichtige Rolle zu, beispielsweise um Schulungsbedarfe des Patienten zu besprechen oder eine Fremdanamnese bezüglich des Diabetesselbstmanagements einzuholen (Schweigepflichtsentbindung notwendig). In einigen Fällen kann auch die Vorstellung des Patienten in einer diabetologischen Schwerpunktpraxis ein sinnvoller, früher Schritt in der psychotherapeutischen Behandlung sein, insbesondere wenn der Patient nur unregelmäßig diabetologische Vorsorge- und Kontrolltermine wahrnimmt oder die Stoffwechseleinstellung trotz Bemühungen und vorhandenen Wissens seitens des Patienten unbefriedigend ist.

Merke

Für eine erfolgreiche Psychotherapie von Menschen mit Diabetes sind Informationen zu Diabetestherapie und Diabetesselbstmanagement unerlässlich, da häufig diabetesspezifische Themen im Vordergrund einer psychischen Problematik stehen (z. B. Sorgenthemen) und dies eine integrierte Betrachtung von Diabetesselbstmanagement und psychischer Problematik sowie eine differenzierte Diagnostik und Therapieplanung erst ermöglicht.

3.2 Indikationsstellung

Erfüllt ein Mensch mit Diabetes und psychosozialen Problemen die Kriterien für eine Störung nach Kapitel 6 der ICD-11 bzw. Kapitel V der ICD-10, ist eine Psychotherapie indiziert. Diese erfolgt idealerweise durch im Bereich Psychodiabetologie weitergebildete Psychotherapeutinnen bzw. -therapeuten (Psychodiabetologin bzw. Psychodiabetologe DDG, Fachpsychologin bzw. Fachpsychologe DDG) im ambulanten Setting, gelegentlich auch in Fachkrankenhäusern zur Diabetesbehandlung, die einen psychosozialen Behandlungsschwerpunkt vorhalten. Zur Anwendung sollten leitliniengerechte Verfahren kommen. Kapitel 4 gibt einen Überblick über Behandlungsansätze bei diabetesspezifischen Problemen und thematisiert Aspekte, die in der Therapie von Menschen mit Diabetes und komorbider Störung zu berücksichtigen sind.

Probleme, die nicht die diagnostischen Kriterien einer Störung nach ICD-11 Kapitel 6 bzw. ICD-10 Kapitel V erfüllen, wie z. B. problematisches Essverhalten oder ein erhöhter Diabetes-Distress, sollten im Regelfall bereits in der ambulanten diabetologischen Versorgung angesprochen und behandelt werden. In ambulanten Schwerpunkteinrichtungen der Diabetesversorgung („Diabetesschwerpunktpraxen") können niederschwellige psychosoziale Probleme in Diabetesberatung und problemspezifischer Schulung und Psychoedukation thematisiert werden. Da die Übergänge zwischen einer erhöhten psychosozialen Belastung durch den Diabetes und einer manifesten Störung fließend sein können, kommt der Schnittstelle zwischen diabetologischer Versorgung und Psychotherapie eine große Bedeutung zu.

4 Behandlung

4.1 Darstellung der Therapiemethoden

Eigenverantwortlichkeit als Grundprinzip, Empowerment

Über die letzten Jahrzehnte hat sich in der Diabetesversorgung ein Wandel in der therapeutischen Grundhaltung und Behandlungsphilosophie vollzogen. In Abkehr von Behandlungskonzepten, die zuvorderst auf die Compliance des Menschen mit Diabetes abzielten, folgt eine moderne Diabetesbehandlung einem personzentrierten Ansatz, der die Eigenverantwortlichkeit des Menschen mit Diabetes im Sinne des Gedanken des Empowerment betont: Ein Mensch mit Diabetes soll in die Lage versetzt werden, eigenständig Entscheidungen über die Gestaltung des eigenen Lebens, den individuellen Lebensstil und auch seine Diabetestherapie zu treffen, ausgehend von individuellen Bedürfnissen, Zielen und Handlungsmöglichkeiten (vgl. Kasten).

Personenzentriertes Empowermentmodell (modifiziert nach Funnell et al., 1991)

- Diabetes wird als biopsychosoziale Erkrankung gesehen.
- Erfolgreiche und dauerhafte Verhaltensveränderungen beruhen auf intrinsischer Motivation.
- Der Mensch mit Diabetes ist Experte für seine Erkrankung.
- Der Behandler ist Hilfsquelle und Begleiter.
- Die Beziehung zwischen Behandler und Mensch mit Diabetes ist gleichberechtigt und auf Augenhöhe, aber der Patient bestimmt weitestgehend die Probleme und Lernbedürfnisse. Die Beziehung ist auf Wissensaustausch begründet.
- Der Mensch mit Diabetes und das Behandlerteam tragen die Verantwortung für Behandlung und Ergebnis.
- Der Mensch mit Diabetes wird befähigt, begründet eigene Ziele auszuwählen und sein Verhalten seinen Wünschen gemäß auszurichten. Barrieren in der Zielerreichung werden genutzt, Wege und Ziele anzupassen.

Dem Menschen mit Diabetes kommt die Rolle des Experten für sein Leben und seine Erkrankung und deren Behandlung zu. Das Behandlungsteam ist ein Partner, der umfangreiches handlungsrelevantes Wissen über die Therapie vermittelt und professionelle Unterstützung bei der Erreichung der individuellen Ziele sowie Hilfestellung bei möglichen Problemen bietet.

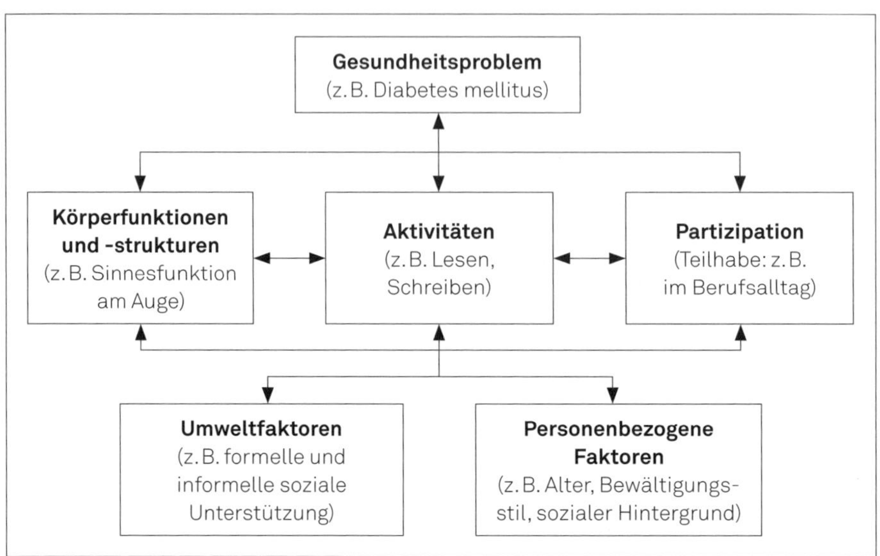

Abbildung 7: Biopsychosoziales Krankheitsmodell (modifiziert nach BÄK, KBV & AWMF, 2021)

Biopsychosoziales Modell

Zugrunde liegend ist ein biopsychosoziales Krankheitsverständnis, welches von einer komplexen Wechselwirkung zwischen Kontextfaktoren, der Teilhabe in relevanten Lebensbereichen und dem gesundheitlichen Status ausgeht (vgl. Abbildung 7).

Aus dem biopsychosozialen Modell leitet sich die Notwendigkeit der multidisziplinären Behandlung von Menschen mit Diabetes ab, die sowohl Schulungen, beratende als auch psychologisch-psychotherapeutische und natürlich medizinische Behandlungsoptionen einschließt (Kulzer et al., 2013a, 2013b). Weiterführend können auch therapeutische bzw. beratende Angebote aus Bereichen wie der Ernährungsberatung (z.B. bei Adipositas) und Physiotherapie (z.B. bei Schmerzen) indiziert sein.

Die Bausteine des biopsychosozialen Modells können wichtige Informationen für Ressourcen und Barrieren hinsichtlich des Diabetesselbstmanagements geben und sollten für die partizipative Vereinbarung und Priorisierung von Therapiezielen und Bestimmung möglicher Unterstützungsangebote beachtet werden.

4.1.1 Auftrags- und Zielklärung

Partizipative Entscheidungsfindung

Im Kontext der Zielsetzung und Therapie von Menschen mit Diabetes ist das Konzept der partizipativen Entscheidungsfindung (shared decision-making)

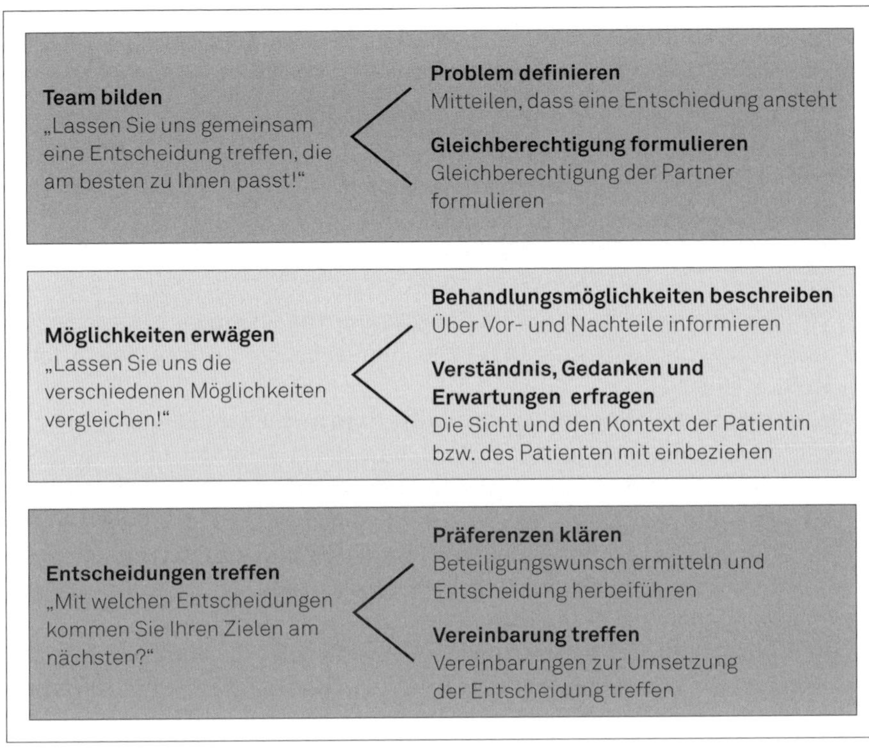

Abbildung 8: Partizipative Entscheidungsfindung (modifiziert nach BÄK, KBV & AWMF, 2021)

handlungsleitend. Für die Therapie des Typ-2-Diabetes wird dies in der Nationalen Versorgungsleitlinie ausdrücklich hervorgehoben (BÄK, KBV & AWMF, 2021).

Die partizipative Entscheidungsfindung ist ein kontinuierlicher Interaktionsprozess, in dem Arzt und Patient (und gegebenenfalls auch weitere Behandler sowie An- und Zugehörige) aktiv und gleichberechtigt auf Basis geteilter Informationen zu einer gemeinsam verantworteten Entscheidung kommen, die individuelle Bedürfnisse, Ressourcen und Barrieren des Patienten berücksichtigt (vgl. Abbildung 8).

„SMARTe“ Ziele

Zur gemeinsamen Formulierung und Priorisierung von Zielen gibt es eine Vielzahl von Strategien, die auch aus anderen Bereichen der Psychotherapie bekannt sind. In der Psychotherapieforschung werden der Selbstmanagement-Ansatz und zielbezogene Interventionen, wie „SMARTe“ Ziele, also Ziele, die spezifisch, messbar, attraktiv oder akzeptiert, realistisch und terminiert sind, schon seit langem als wichtiger Faktor für einen Therapieerfolg angesehen (vgl. Kasten).

Beispiel für ein „SMARTes" Ziel in der Diabetesbehandlung (modifiziert nach Stenzel, 2012)

- *Ist-Zustand:* „Ich bekomme meine Blutzuckerwerte nicht in den Griff. Ich habe das mit der Kohlenhydratschätzung, Korrekturfaktoren usw. einfach nicht verstanden. Ich schäme mich, dass ich es nicht besser hinbekomme, und vermeide eine Beschäftigung mit meinem Diabetes."
- *Ziel:* „Ich möchte keine so hohen Blutzuckerwerte mehr haben." (ungünstiges, negativ formuliertes Ziel)
- *Neue Ziel-Formulierung:* „Ich werde jetzt aktiv und melde mich trotz meines Schamgefühls für eine Diabetesschulung an." (günstiges, positiv formuliertes Ziel)
  - *S (spezifisch):* „Nur wenn ich einen Termin in meiner diabetologischen Praxis vereinbare und meine Probleme in der Schulung offen anspreche, kann ich mein Diabetesselbstmanagement in den Griff bekommen."
  - *M (messbar):* „Ich rufe heute Mittag zu den Sprechzeiten an und notiere mir in meinem Kalender, wann die Schulung beginnt und was ich gegebenenfalls im Vorfeld noch erledigen sollte."
  - *A (attraktiv):* „In der Schulung wird es vielleicht Gleichgesinnte geben. Wenn ich alles verstehe, kann ich mich um den Diabetes kümmern und brauche nicht mehr so große Angst vor Folgeerkrankungen zu haben. Ich werde an Selbstbewusstsein gewinnen."
  - *R (realistisch):* „Ich bin zurzeit zu Hause und kann flexibel Schulungstermine wahrnehmen. Ich habe erst vor kurzem einen Flyer in der Praxis zum Schulungsangebot gesehen."
  - *T (terminiert):* „Ich werde heute nach dem Mittagessen in der Praxis anrufen und mich direkt für die nächstmögliche Schulung anmelden."

4.1.2 Diabetesakzeptanz

ACT-Elemente hilfreich

Seit einigen Jahren erfreut sich die Akzeptanz- und Commitment-Therapie (ACT; Eifert, 2022) steigender Beliebtheit. Insbesondere im Zusammenhang mit unveränderlichen Belastungen wie dem Diabetes als chronischer Erkrankung können unangenehme Gefühle (z. B. Ängste, Schuldgefühle) und belastende Gedanken (z. B. „Ich könnte eine Folgeerkrankung bekommen") auftreten, in deren Zusammenhang Behandlungskomponenten der ACT hilfreich sein können. Zentrale Komponenten des therapeutischen Prozesses der ACT sind: (1) Akzeptanz, (2) kognitive Defusion, (3) Achtsamkeit, (4) Beobachterselbst, (5) Klärung der Lebenswerte sowie (6) engagiertes und verbindliches Handeln (Commitment).

Beispiele für ACT-Interventionen bei Diabetes (vgl. Wengenroth 2017; Stenzel, 2012)

- „Das Monster am Wegrand“: Wie gehe ich mit dem „Diabetesmonster“ am Wegrand um und welche Konsequenzen hat das?
- In die Arbeit mit Werten und Zielen den Bereich „Gesundheit, körperliches Wohlbefinden und Diabetes“ einbeziehen und konkrete diabetesbezogene Ziele, sowie mögliche Barrieren und Ressourcen für die Erreichung der Ziele erarbeiten. Lebenswerte nutzen, um intrinsische Motivation für das Diabetesselbstmanagement zu erzeugen (z. B. „Dafür lohnt es sich, den Stress mit dem Diabetes auf mich zu nehmen.“).
- Collage anfertigen zum Thema: Wie soll mein Lebensweg hinsichtlich „Gesundheit, körperliches Wohlbefinden und Diabetes“ aussehen?
- Aus dem „Aber“ ein „Und“ machen: Aus dem Satz „Ich bin müde, aber sollte mich um meinen Diabetes kümmern“ wird „Ich bin müde und kümmere mich um meinen Diabetes“. Defusionstechniken im Umgang mit unangenehmen Gedanken in Bezug auf den Diabetes: z. B. singen, verfremden, auf Klebezettel schreiben und in die Hosentasche stecken, als Gedanken markieren (z. B. „Ich habe den Gedanken, dass ...“).

Der ACT-Ansatz wurde im englischsprachigen Raum bereits 2007 inhaltlich für Menschen mit Diabetes angepasst (Gregg, Callaghan, Hayes & Glenn-Lawson, 2007). Eine ausführliche deutschsprachige Einführung in die Diabetes-Akzeptanz- und Commitment-Therapie sowie Strategien und praktische Übungen zur Förderung der Diabetesakzeptanz bietet der Band von Stenzel (2012), der zwar als Selbsthilfebuch für Menschen mit Diabetes konzipiert ist, aber auch hilfreiche Materialien und Anregungen für die Psychotherapie liefert. Auch zur Behandlung komorbider psychischer Störungen bei Diabetes können Interventionen aus der ACT hilfreiche Ergänzungen in der Therapie sein, die in (z. T. störungsspezifischen) ACT-Manualen (z. B. Eifert, 2022) sowie allgemeinen Sammlungen von ACT-Interventionen (z. B. Wengenroth, 2017) zu finden sind.

4.1.3 Diabetes-Distress

Zur Bewältigung von Diabetes-Distress können sowohl die Reduktion von Stressoren (z. B. Vereinfachung der Diabetes-Therapie) als auch der Aufbau von Ressourcen (z. B. Problemlösefähigkeit, soziale Unterstützung) hilfreich sein. Eine erste, wichtige Maßnahme zur Vermeidung oder Reduktion von Diabetes-Distress ist der Besuch einer Diabetesschulung, insbesondere

Diabetesschulung wichtig

wenn Defizite im Erkrankungswissen bzw. bei den Selbstbehandlungsfertigkeiten vorliegen. Die Teilnahme an einer Schulung kann die Selbstbehandlungskompetenzen und diabetesspezifische Problemlösefähigkeiten verbessern und zu einem funktionalerem Diabetesselbstmanagement beitragen – schwierige Situationen im Umgang mit der Erkrankung können so effektiver bewältigt werden. Im Gruppenkontext kann der Austausch mit anderen Menschen mit Diabetes helfen, dysfunktionale Annahmen hinsichtlich des Diabetes und eigene, dysfunktionale Bewältigungsstrategien zu hinterfragen (vgl. Kasten), neue Perspektiven zu erfahren und so eine bessere Akzeptanz für unangenehme Gefühle in Bezug auf die Erkrankung zu entwickeln. Moderne Gruppenschulungen sollten neben edukativen Elementen auch die emotionalen Auswirkungen des Diabetes adressieren und den Teilnehmerinnen und Teilnehmern die Möglichkeit geben, sich zu Bewältigungsstrategien auszutauschen und so Quellen für soziale Unterstützung zu erschließen. Die Erfahrung, nicht allein mit den Belastungen zu sein, kann entlastend wirken und zur Entpathologisierung von emotionalen Reaktionen als Bestandteil des Erlebens einer Diabeteserkrankung beitragen.

Schulung: Austausch in der Gruppe

Dysfunktionale Strategien zur Vermeidung unangenehmer Gefühle und Gedanken (modifiziert nach Stenzel, 2012)

- Den Diabetes und/oder körperliche Symptome bagatellisieren (z. B. „Ist doch nur ein bisschen Zucker, ich fühle mich doch gut."), körperliches Unwohlsein verdrängen oder aushalten;
- Wissen um die Erkrankung vermeiden (Schulungen nicht besuchen, Arzttermine verschieben);
- Blutglukosemessungen/Insulinspritzen/Medikation „vergessen";
- andere Probleme priorisieren und dabei das Diabetesselbstmanagement hintenanstellen (z. B. „Solange ich XY habe, kann ich mich nicht um meinen Diabetes kümmern.");
- gedankliche Verzerrung, z. B. Alles-oder-nichts-Denken (z. B. „Entweder ich kümmere mich hundertprozentig um den Diabetes oder gar nicht.").

Entpathologisieren von emotionalen Reaktionen

Phasen von reduzierter Adhärenz sollten nicht als persönliches Versagen (z. B. „Der hat keine Lust.") abgestempelt oder pathologisiert werden, sondern als Hinweis für mögliche Belastungen gesehen werden, die im Gespräch gemeinsam eruiert werden sollten. Zudem sollte in der Behandlung Raum gegeben werden, um auf die Wechselwirkungen zwischen den emotionalen und praktischen Problemen mit dem Diabetes einzugehen und emotionale Reaktionen auf die Anforderungen des Diabetes zu validieren, explorieren, benennen und zu reflektieren.

Da erhöhter Diabetes-Distress oft nach Veränderungen der Therapie oder nach der Diagnose von Akut- und Folgekomplikationen auftritt, sollten mögliche emotionale Reaktionen wie Angst oder Frustration im Gespräch antizipiert und normalisiert werden (z.B. „Es ist nicht ungewöhnlich, sich nach einer Umstellung auf eine Insulintherapie zunächst überfordert zu fühlen oder Angst zu haben, etwas Falsches zu tun – das ist eine normale Reaktion."). Bei einer Überforderung mit der Diabetestherapie kann – falls möglich und aus diabetologischer Sicht sinnvoll – in Absprache mit dem Patienten und dem Behandlerteam eine Vereinfachung bzw. Veränderung der Therapie in Betracht gezogen werden (z.B. Änderung der Medikation, Unterstützung durch Diabetestechnologien wie CGM). Falls dies nicht möglich ist, sollten Verständnis für die Schwierigkeiten gezeigt werden und Kompromisse erarbeitet werden (z.B. höhere Blutglukosezielwerte in bestimmten Situationen). Um Gefühlen wie Schuld vorzubeugen, kann auch eine sensible Nutzung von Sprache hilfreich sein, beispielsweise die Verwendung der Begriffe „hohe, mittlere oder niedrige Blutzuckerwerte" statt „gute oder schlechte Blutzuckerwerte" (Clever et al., 2021).

„Hohe, mittlere oder niedrige Blutzuckerwerte" statt „gute oder schlechte Blutzuckerwerte"

Ich kümmere mich um den Diabetes.

	Vorteile	Nachteile
langfristig	• bessere HbA1c-Werte • weniger Risiko für Folgeerkrankungen • mehr gesunde Lebensjahre, um meine Ziele zu erreichen, z. B. Afrikareise • im Alltag fit für Hobbys, Enkel, usw. • Selbstbewusstsein: „Ich kann es!" • Kontrolle gewinnen • Diabetes akzeptieren lernen	• dem Diabetes regelmäßig Zeit und Raum im Leben widmen
kurzfristig	• Ich bin stolz auf mich. • Meine Blutzuckerwerte sind besser. • Ich fühle mich fit. • Teufelskreis von Vermeidung und Schuldgefühlen unterbrechen	• Ich werde an die Erkrankung erinnert. • Ich muss Zeit investieren. • Ich muss meine Tätigkeit unterbrechen. • Andere könnten sehen, dass ich Diabetes habe. • Blutzuckermessen ist unangenehm.

Abbildung 9: Beispielhaftes 4-Felder-Schema zum Diabetesselbstmanagement

Im Verlauf sollten die Ambivalenzen hinsichtlich des Diabetesselbstmanagements eruiert und partizipativ Handlungspläne entwickelt werden. Es kann hilfreich sein, die kurzfristigen und langfristigen Vor- und Nachteile des eigenen Handelns zu eruieren (z.B. im 4-Felder-Schema, vgl. Abbildung 9). Zur Förderung der intrinsischen Motivation können wiederum Strategien aus der ACT unterstützen (z.B. Werte-Arbeit: Wozu ist es wichtig, sich um den Diabetes zu kümmern? Welchen persönlichen Zielen und Werten dient eine adäquate Blutglukoseeinstellung und die Vermeidung von akuten und Langzeitfolgen?). Da die erlebte diabetesbezogene Belastung sowohl von den individuellen Anforderungen des Diabetesselbstmanagements und des Alltags als auch von den Ressourcen des Menschen mit Diabetes abhängen (z.B. soziale Unterstützung, Emotionsregulationsfähigkeiten), sollten gemeinsam Bewältigungsressourcen erarbeitet werden.

Coping- und Problemlösestrategien

Die klinische Erfahrung zeigt, dass sich im Alltag häufig Phasen aktiver Problembewältigung mit Phasen abwechseln, bei denen eher emotionsfokussiertes Coping im Vordergrund stehen. Um eine langfristige Motivation für das Diabetesselbstmanagement aufzubauen und aufrechtzuerhalten, ist es wichtig, eine Bandbreite verschiedener Copingstrategien zur Verfügung zu haben. Das Repertoire an Copingstrategien sollte dabei sowohl Annäherungsstrategien (z.B. sich um den Diabetes kümmern) als auch Vermeidungsstrategien (z.B. unangenehme Emotionen vorbeiziehen lassen) umfassen. Häufig stehen Vermeidungsziele (z.B. „Ich will keine Folgeerkrankung bekommen.") im Vordergrund. Diese sind zwar nicht prinzipiell negativ, sie können jedoch die Wahrnehmung der eigenen Kompetenzen erschweren und mit einem geringeren Wohlbefinden und negativer Emotionalität einhergehen. Es ist sinnvoll, gemeinsam SMARTe (Siehe Kapitel 4.1.1) Annäherungsziele zu formulieren (z.B. „Ich möchte in den Sommerferien wieder mit meinen Enkeln sorgenfrei Kanu fahren können.") und die Motive hinter dem Verhalten zu verstehen.

Annäherungsziele formulieren

DIAMOS

Das evaluierte Kurzzeit-Verhaltenstherapieprogramm „DIAMOS: Diabetes Motivation stärken" (Hermanns et al., 2015) richtet sich an Menschen mit Typ-1- oder Typ-2-Diabetes und erhöhtem Diabetes-Distress bzw. Depressivität (subklinische Depression) mit dem Ziel, Diabetes-Distress zu reduzieren bzw. eine Konversion zur Depression zu verhindern. In fünf Gruppensitzungen werden Probleme im Zusammenhang mit dem Diabetes identifiziert, individuelle Lösungsstrategien erarbeitet, negative Einstellungen verändert und Ressourcen aktiviert (vgl. Tabelle 3).

Tabelle 3: Behandlungsbausteine DIAMOS (Hermanns et al., 2015)

Sitzung 1	• Analyse und Definition von diabetesspezifischen und allgemeinen Problemen und Stressoren • Entwicklung eines individuellen Distress-Modells • Distress vs. Ressourcen

Tabelle 3: Fortsetzung

Sitzung 2	• Auswahl zentraler Stressoren • Problemorientiertes und emotionsfokussiertes Coping • Diabetesspezifische Problemlösungsstrategien • Allgemeine Problemlösungsstrategien
Sitzung 3	• Funktionale vs. dysfunktionale Einstellungen • Bearbeitung dysfunktionaler diabetesbezogener Einstellungen • Diabetes-Akzeptanz- und Commitment-Strategien
Sitzung 4	• Ressourcenaktivierung • Achtsamkeitstraining • Empowerment
Sitzung 5	• Zieldefinition und -vereinbarung diabetesspezifischer Ziele • Motivationsstrategien • Rückfallprophylaxe hinsichtlich dysfunktionaler diabetesbezogener Einstellungen und Verhaltensweisen

4.1.4 Diabetesspezifische Ängste

Entsprechend dem üblichen Vorgehen bei der Behandlung von Angststörungen sollte frühzeitig eine Psychoedukation zum Thema Angst erfolgen. Diese zielt darauf ab, Ängste einerseits als evolutionär sinnvoll und normalen Teil des Lebens anzuerkennen (z. B. „Kennen Sie jemanden der noch nie Angst hatte? Was wäre, wenn Sie niemals Angst hätten?“), andererseits aber auch Grenzen zur pathologischen Angst (sehr große Angst, Beeinträchtigung im Alltag und in der Lebensqualität) zu verdeutlichen. Zu erfahren, dass Menschen mit Diabetes aufgrund der besonderen Anforderungen im Alltag und den teils realistischen Sorgen nachvollziehbarerweise häufiger von Ängsten und auch Angststörungen betroffen sind, kann entlastend sein und entkatastrophisierend wirken (vgl. Kapitel 2.3). Typisches Sicherheits- und Vermeidungsverhalten sowie der Umgang mit der Angst (z. B. Ablenkung vs. übermäßiges Sorgen/Kontrollieren) sollten eruiert und deren kurz-, mittel- und langfristige Konsequenzen herausgearbeitet werden. Ziel ist es, zu verdeutlichen, dass Sicherheits- und Vermeidungsstrategien aufgegeben bzw. reduziert werden müssen und eine Beschäftigung mit den angstbezogenen Gedanken erfolgen muss (z. B. den Gedanken zu Ende denken und sich fragen, ob der Gedanke realistisch ist), um Problemlösestrategien für realistische Bedrohungen erarbeiten zu können (z. B. „Das kann ich machen, wenn es wirklich so weit kommen sollte.“).

4.1.4.1 Angst vor Folgeerkrankungen

Die Angst vor Folgeerkrankungen ist für Menschen mit Diabetes oft eine der größten Belastungen im Alltag. Entsprechende Ängste können Ähnlichkeiten mit einer Progredienzangst aufweisen, d.h. der Angst vor einem Fortschreiten der Erkrankung. Es ist wichtig, strukturierte Techniken an die Hand zu geben, um in den unterschiedlichen Situationen zufriedenstellend mit der Angst umgehen zu können. Zur weiterführenden Lektüre zum Thema eignet sich beispielsweise das Manual von Waadt, Duran, Berg und Herschbach (2011) zur Progedienzangst (vgl. Kasten).

Beispiele für Interventionen im Umgang mit der Angst vor Folgeerkrankungen (modifiziert nach Waadt et al., 2011)

- Psychoedukation zu Angst (z.B. Angst als Signal zum Schutz vor Bedrohungen, Fight-or-flight-Reaktion, Rolle von Vermeidung- und Sicherheitsverhalten, Angst als Kraft/Ressource) und Folgeerkrankungen (Informationen zu Häufigkeiten, Zusammenhänge mit Blutglukoseeinstellung usw.);
- Selbstbeobachtung und Wahrnehmungstraining (z.B. Angst-Tagebücher, Verhaltensanalysen, Achtsamkeitsübungen);
- Identifikation und Abbau von Sicherheits- und Vermeidungsverhalten;
- Kognitive Techniken (z.B. Zu-Ende-Denken der Sorgenfantasien, Akzeptanzübungen, kognitive Defusion, „Wie möchte ich meiner größten Angst begegnen?"), angstauslösende Gedanken überprüfen (z.B. Wie realistisch/hilfreich ist der Gedanke? Was wäre ein hilfreicher, realistischer Gedanke?);
- Emotionsexposition bzw. sich der Angst zuwenden (z.B. Imagination von Bedrohungen, Angsthierarchie);
- Handlungsplanung (z.B. „Was passiert konkret, wenn eine Folgeerkrankung auftritt oder sich verschlimmert mit mir bzw. meiner Familie bzw. beruflich usw.?", Vorsorgemaßnahmen planen, soziale Unterstützung nutzen).

Die Ableitung eines individuellen Störungsmodells der Ängste gibt Aufschluss über Ansatzpunkte in der Therapie, z.B. die Einleitung von Schulungsmaßnahmen, um Barrieren hinsichtlich des Diabetesselbstmanagement abzubauen und so Selbstwirksamkeit und Kontrollerleben zu steigern. Risiko und Häufigkeit von Folgeerkrankungen werden von Menschen mit Diabetes oft überschätzt. Die Vermittlung von Informationen zu den tatsächlichen Risiken ist daher besonders bedeutsam. Ebenso kann es eine entlastende und zugleich motivierende Information sein, dass schon geringfügige Verbesserungen des HbA1c-Wertes zu einer deutlichen Senkung des Risikos für die Entstehung bzw. das Fortschreiten von Komplikationen führen und auch Beschwerden reduzieren können (vgl. Abbildung 2 auf Seite 14). Zugleich ist es wichtig, anzuerkennen, dass es nie die völlige Kontrolle über die Entstehung von Folgeerkrankungen geben kann.

4.1.4.2 Angst vor der Insulintherapie

Für die Bearbeitung von Ängsten in Bezug auf eine Insulintherapie ist es wichtig, das Wissen und den Schulungsbedarf des Patienten zu prüfen und in Zusammenarbeit mit den diabetologischen Behandlern über die Insulintherapie aufzuklären. Die individuellen Vor- und Nachteile der Insulintherapie sollten transparent besprochen werden (z. B. Pro-Contra-Liste, 4-Felder-Schema) und negative Gedanken hinterfragt werden (vgl. Kasten). Hier kommen unterschiedliche kognitive Interventionen zur Anwendung (Hautzinger & Pössel, 2017). Es kann auch hilfreich sein, die Insulintherapie als Verhaltensexperiment („Realitätstests") zunächst „probeweise" für eine bestimmte Zeit umzusetzen, und Erfahrungsberichte anderer Menschen mit Typ-2-Diabetes und Insulintherapie einzuholen bzw. in einer Gruppenschulung direkt einzubeziehen. Um die Tragfähigkeit der Therapie zu unterstützen, ist es zentral, dass sich der Mensch mit Diabetes aktiv für die Insulintherapie entscheiden kann und nicht den Eindruck bekommt, „überredet" worden zu sein. Die Methode des Motivational Interviewing kann im Fall von Ambivalenz nützliche Gesprächsstrategien bieten, um die Änderungsmotivation in Richtung Insulintherapie zu verstärken. Letztendlich ist jedoch der Respekt vor Entscheidungen des Menschen mit Diabetes geboten, selbst wenn diese unverständlich scheinen (vgl. Kapitel 4.1).

Beispiele: Negative Gedanken in Hinblick auf die Insulintherapie

- „Das habe ich jetzt davon, dass ich mich nicht besser um mein Gewicht und den Diabetes gekümmert habe – ich bin selbst schuld."
- „Wenn ich erst einmal Insulin spritze, dann bin ich richtig krank und habe einen schweren Diabetes."
- „Insulinspritzen ist viel komplizierter als Tabletten zu nehmen, das werde ich nie schaffen."
- „Wenn ich Insulin spritze, bekomme ich sicher ständig Unterzuckerungen und könnte mich und andere damit gefährden."
- „Insulin macht dick, so werde ich niemals abnehmen."
- „Jetzt muss ich mir ständig in den Finger stechen, ich kann mir selbst keine Spritze geben, außerdem habe ich Angst, dass es weh tut."
- „Mit einer Insulintherapie bin ich total eingeschränkt, kann nicht mehr essen, wann und was ich will, muss mich dauernd im Alltag um den Diabetes kümmern."
- „Jetzt werde ich im Alltag ständig an den Diabetes erinnert."

4.1.4.3 Hypoglykämieangst

Kernelemente der Behandlung dysfunktionaler Hypoglykämieängste sind die Psychoedukation zu Hypoglykämien und zur Angst, die Problemanalyse und Ableitung eines individuellen Störungsmodells mit auslösenden und aufrechterhaltenden Faktoren, das Hinterfragen dysfunktionaler Kognitionen hinsichtlich Hypoglykämien sowie der Abbau von Sicherheits- und Vermeidungsverhalten (vgl. Tabelle 4 für einen beispielhaften Behandlungsplan). In Rücksprache mit dem diabetologischen Behandlungsteam kann hier besprochen werden, ob eine Vereinfachung der Therapie zumindest kurzzeitig zu einer Entlastung beitragen kann. Auch der Einsatz von Systemen zur kontinuierlichen Glukosemessung kann hilfreich sein, insbesondere wenn tatsächlich häufige Hypoglykämien auftreten. Es sollten allerdings auch hier Vor- und Nachteile abgewogen werden, da ein CGM-System bei ausgeprägten Hypoglykämieängsten unter Umständen auch zu einem dysfunktionalen Sicherheitsverhalten beitragen und so Ängste weiter verstärken und aufrechterhalten kann, insbesondere aufgrund der ständigen Möglichkeit, den Glukosespiegel zu verfolgen und zu kontrollieren.

Tabelle 4: Beispielhafter Therapieplan bei Hypoglykämieängsten (modifiziert nach O'Donnell, Berget, Wooldridge & Driscoll, 2019; Martyn-Nemeth et al., 2019)

Screening und Diagnostik	• Für detaillierte Informationen vgl. Kapitel 2.3.3 und 3.1 • Vermeidungs-/Sicherheitsverhalten • HFS-II
Beziehungsaufbau	• Empathische Gesprächsführung • Partizipative Entscheidungsfindung (vgl. Kapitel 4.1)
Psychoedukation	• Hypoglykämie (physiologische Prozesse, Symptome, Epidemiologie, Gefährlichkeit usw.) • Angst (Angst als signalgebende Emotion und Ressource, Physiologie, Angstsymptome usw.) • Angst und Diabetes (z.B. hohe Prävalenzen, Angst als Motivator für Selbstmanagement, Realitätsangemessenheit) • Zusammenhang von Gedanken, Gefühlen und Verhalten im Kontext der Hypoglykämieangst • Teufelskreis der Angst bei Hypoglykämien (vgl. Kapitel 2.3.3), Diskrimination von Angst und Hypoglykämiesymptomen
Exploration und Bearbeitung dysfunktionaler kognitiver und behavioraler Strategien im Umgang mit der Angst	• Dysfunktionale Kognitionen hinsichtlich des Diabetes und Hypoglykämien eruieren (z.B. „Ich werde an Diabetes sterben.", „Ich werde in Folge einer Hypo ins Koma fallen.", „Ich werde wegen meiner Hypos aus dem Fußballverein geworfen.") • Sicherheits- und Vermeidungsverhalten explorieren (z.B. ständiges Blutzuckermessen – auch nachts, Insulindosis weglassen/verringern, große Menge Kohlenhydrate aufnehmen, hohe Blutzuckerwerte aufrechterhalten)
Individuelles Störungsmodell erarbeiten	• Auslöser und aufrechterhaltende Faktoren formulieren, z.B. anhand von Selbstbeobachtung (Angst- und Blutzuckertagebücher), Biografiearbeit

Tabelle 4: Fortsetzung

Angemessene Blutzuckerzielwerte formulieren	• In Absprache mit dem diabetologischen Behandlerteam medizinisch sichere Zielwerte formulieren (z. B. 90 bis 150 mg/dl bzw. 5,0 bis 8,3 mmol/l) • Gemeinsam „individuelle, psychologisch sichere" Zielwerte des Patienten formulieren: „ab welchem Wert kann und werde ich die korrekte Insulindosis spritzen?" (z. B. 200 mg/dl bzw. 11,1 mmol/l)
Diskrimination von Angst- und Hypoglykämiesymptomen	• Was sind meine individuellen Hypoglykämie- bzw. Angstsymptome? • Selbstbeobachtung • Materialien, z. B. aus dem HyPOS-Schulungsprogramm (Kulzer, Hermanns, Kubiak, Krichbaum & Haak, 2006; vgl. Kapitel 4.1.5)
Kognitive Interventionen	• „Realitätsprüfung" der Gedanken (z. B. Was wäre das Schlimmste, das passieren kann? Was wäre das Beste? Was ist das Realistischste und wie wahrscheinlich ist das?) • Alternative, hilfreiche Gedanken formulieren
Graduierte Exposition von angstauslösenden Situationen/ Annäherung an medizinisch sichere Blutzuckerwerte	• Hierarchie von angstauslösenden Situationen (z. B. Einkaufen gehen, Blutglukosespiegel < 200 mg/dl bzw. 11,1 mmol/l, seltenere Blutglukosekontrollen) • „Psychologisch sichere" Blutglukosewerte langsam gemeinsam senken, um medizinisch sichere Zielwerte zu erreichen • Erwartete Szenarien hinterfragen bzw. überprüfen (z. B. „Wenn ich bei einem Blutzuckerwert von 150 mg/dl Insulin spritze, bekomme ich sicher eine Hypo.") • Graduierte Reduktion z. B. von Anzahl gebrauchter Blutzuckerstreifen, oder zeitlichem Abstand zwischen den Messungen • Die Blutglukosemessungen graduiert hinauszögern (z. B. 1 Minute verzögern, dann 5 Minuten, 10 Minuten usw.) • Angstbesetzte Situationen (z. B. Einkaufen) aufsuchen nach zuvor besprochenem und vereinbartem Protokoll (z. B. bei welchem Blutglukosewert wird gestartet, wie oft wird gemessen, Angstsymptome und -ausprägung abfragen), Vorgehen siehe Therapie der Agoraphobie (z. B. Schneider & Margraf, 2017)
Ressourcen erarbeiten	• Beispielsweise soziale Unterstützung, Lebenswerte, Entspannung
Rückfallprophylaxe	• „Woran erkenne ich, dass die Angst wiederkommt? Wann will ich intervenieren?" • „Welche Strategien waren hilfreich?" • „Welche Ressourcen kann ich aktivieren?"

Für die Behandlung ist es ebenfalls wichtig, sich zu vergegenwärtigen, dass der Übergang zwischen funktionalen Selbstbehandlungsverhalten zu dysfunktionalem Vermeidungsverhalten fließend sein kann. Dies betrifft insbesondere die Häufigkeit von Blutglukoseselbstkontrollen und die Wahl der Blutglukosezielbereiche: So können häufige Blutglukosemessungen in bestimmten Situationen funktional und indiziert sein (z. B. beim Führen eines

Kraftfahrzeugs). Einen Überblick über die häufigsten angstbesetzten Gedanken in Bezug auf Hypoglykämien sowie Vermeidungs- und Sicherheitsverhaltensweisen gibt der HFS-II (vgl. Kapitel 3.1).

Hypoglykämiesymptome bei normalen Blutglukosewerten

Weiter ist es wichtig, darüber aufzuklären, dass bei einer chronischen Hyperglykämie (z. B. in Folge von dauerhafter Unterdosierung des Insulins und dem „Höherlegen" der Blutglukoseziele zur Vermeidung von Unterzuckerungen) aufgrund einer Anpassung des Organismus bereits im normoglykämischen Bereich Hypoglykämiesymptome auftreten können, die zwar sehr aversiv sein können, aber keine Hypoglykämie signalisieren.

„Hypoglykämieprovokationen" ungeeignet

Dies sollte zu Beginn und während einer Normalisierung des Blutglukosespiegels besprochen werden, damit der Mensch mit Diabetes etwaige Symptome entsprechend einordnen kann. Auch wenn es das Behandlungsrational bei Angststörungen nahelegt, sollte von einer dezidierten Exposition gegenüber Hypoglykämien durch eine künstlich herbeigeführte Hypoglykämie („Hypoglykämieprovokation" durch zusätzlich zugeführtes Insulin) in der Psychotherapie unbedingt Abstand genommen werden, da Risiken (u. a. schwere Kontrollierbarkeit des hypoglykämischen Zustands, „off-label"-Gebrauch von Insulin, Auswirkungen auf die Hypoglykämiewahrnehmung) gegenüber einem putativen Nutzen überwiegen.

Je nach Ausprägung der Hypoglykämieangst können die Kriterien einer Panikstörung, Agoraphobie oder sozialen Phobie erfüllt sein, sodass in der Therapie Bausteine aus störungsspezifischen Behandlungsmanualen (z. B. Schneider & Margraf, 2017) genutzt werden können. Im stationären Setting werden häufig Gruppenbehandlungen für Menschen mit Hypoglykämieängsten angeboten, die bei Bedarf durch Einzeltherapie und Diabetesschulungen ergänzt werden kann. Übergeordnetes Ziel der Behandlung ist neben der Reduktion der Angst vor Hypoglykämien stets auch ein verbesserter Umgang mit Hypoglykämien (z. B. adäquate Selbstbehandlung von Unterzuckerungen).

4.1.5 Hypoglykämiewahrnehmung

Bei einer beeinträchtigten Hypoglykämiewahrnehmung hat sich ein Hypoglykämiewahrnehmungstraining bewährt. Im Zentrum des Trainings steht die systematische Selbstbeobachtung, die Symptomdiskrimination (Unterscheidung von zuverlässigen/spezifischen und unzuverlässigen/unspezifischen Symptomen) und die Entdeckung „neuer" Symptome. Es wird speziell auf neuroglykopenische Symptome fokussiert, die auch bei einer beeinträchtigten Hypoglykämiewahrnehmung meist noch vorhanden, aber schwerer wahrzunehmen sind. Als Hilfe können dabei Übungen genutzt werden, wie z. B. Kopfrechenaufgaben, die es dem Menschen mit Diabetes ermöglichen können, bereits leichte Konzentrationsschwierigkeiten als neuroglykopenisches Symptom zu entdecken.

Das Hypo-Tagebuch auswerten

Wie viele Hypos wurden erkannt?
Wie viele Hypos wurden nicht erkannt?
Wie viele „Fehlalarme" gab es?

Welche Anzeichen zeigen eine Hypo zuverlässig an?
Welche Anzeichen sind eher unzuverlässig?
Welche Ursachen haben Sie erkannt?

Datum	Uhrzeit	Anzeichen	Situation	Blutzucker		Hypo				Therapie		
				Schätzwert	Messwert	erkannt	nicht erkannt	„Fehlalarm"	Ursache	Basal Insulin	Bolus-Insulin	BE/KE
11.06.	7:00	Müdigkeit, Gleichgültigkeit, Sehprobleme Konzentrationsschwierigkeiten	nach dem Aufstehen	140	(53)		X		I	12	6	4 + 1
	7:30	---	vor Autofahrt	120	110							
	9.00	Konzentrations- und Sehprobleme, Verlangsamung	Rechnungen prüfen	(55)	(59)	X						+ 2
	11:00	Reizbarkeit	Besprechung	(45)	116			X	I, E			
	12:30	keine Anzeichen	kurz vor dem Mittagessen	110	93						2	4
	14:30	Konzentrationsprobleme und Sehstörungen	am Computer	(50)	(48)	X			?			+ 2
	18:30	---	vor dem Abendessen	120	161						4	4
	22:30	---	vor dem Schlafengehen	120	144					10		
12.06.	7:00	---	nach dem Aufstehen	100	110					12	6	4
	7:30	---	vor Autofahrt	120	110							
	9:45	Konzentrationsprobleme und Sehstörungen, Reizbarkeit	am Computer	(56)	(45)	X			I			+ 2
	10:10	keine Anzeichen mehr	am Computer	80	103							
	12:50	---	kurz vor dem Mittagessen	140	120						2	4
	18:45	Müdigkeit, Kraftlosigkeit, Konzentrationsschwierigkeiten und Sehprobleme	vor dem Abendessen	120	(49)		X		B		4 - 2	4 + 1
	22:30		vor dem Schlafengehen	100	121					10		+1

HyPOS

Abbildung 10: Hypoglykämietagebuch aus dem Schulungsprogramm HyPOS (Kulzer et al., 2006; Abdruck erfolgt mit Genehmigung des Kirchheim-Verlag, Mainz)

Hypoglykämietagebuch

Die systematische Selbstbeobachtung kann leicht mittels eines modifizierten Blutglukoseprotokolls erfolgen (vgl. Abbildung 10). Patienten werden gebeten, ein entsprechendes „Hypoglykämietagebuch" zwischen den Sitzungen für einen längeren Zeitraum zu führen.

Zusätzlich zu den üblichen Eintragungen von Blutglukosemesswert, Datum und Uhrzeit, werden die Patienten beim Hypoglykämietagebuch angehalten, so es die Situation zulässt, vor der Blutglukosemessung ihren Blutglukosespiegel zu schätzen und einzutragen sowie in sich „hineinzuhorchen" und etwaige Symptome zu notieren. Ergänzend werden Angaben zur momentanen Situation und Tätigkeit eingetragen. Wird das Hypoglykämietagebuch für einen längeren Zeitraum genutzt, lernen die Patienten, zuverlässige von unzuverlässigen Symptomen zu unterscheiden (grau unterlegte Spalten in Abbildung 10) und Situationen zu erkennen, in denen die Hypoglykämiewahrnehmung schwerfällt (Risikosituationen).

In dem Auszug des Tagebuchs, das in der Abbildung 10 dargestellt ist, ist beispielsweise zu erkennen, dass unspezifische Symptome, wie „Müdigkeit", offensichtlich nicht auf eine Hypoglykämie zurückgeführt wurden. Das Symptom „Reizbarkeit" dagegen wurde fälschlicherweise auf eine Hypoglykämie zurückgeführt, was darauf hindeuten kann, dass bei diesem Patienten emotionale Veränderungen ein uneindeutiges Symptom sein könnten, das für die Wahrnehmung und Erkennung von Unterzuckerung eher wenig hilfreich ist.

HyPOS und BGAT

Zur Behandlung einer beeinträchtigten Hypoglykämiewahrnehmung stehen weiter gut evaluierte Schulungsprogramme zur Verfügung (Hypoglykämie – Positives Selbstmanagement!, www.hypos.de; Kulzer et al., 2006; Blood Glucose Awareness Training, www.bgat.de; Gonder-Frederick, Cox, Clarke & Julian, 2000). Inhalte, die in diesen Schulungsprogrammen neben dem Wahrnehmungstraining im engeren Sinne adressiert werden, umfassen u. a. psychoeduaktive Inhalte zur Hypoglykämiewahrnehmung, individuelle Blutglukoseziele (z. B. „Wie ehrgeizig bin ich in meiner Diabetesbehandlung?", „Welchen HbA1c-Wert will ich erreichen?") und mögliche Ängste vor Folgeerkankungen, die Hypoglykämievermeidung im Alltag (Risikosituationen erkennen und entsprechend reagieren), Bewältigung von Hypoglykämien (Hypoglykämieängste, Entkatastrophisierung, Ursachensuche) sowie den Umgang mit Unterzuckerungen im sozialen Umfeld (Berufsleben, Einbezug von An- und Zugehörigen). Materialien aus diesen Schulungsprogrammen, wie z. B. das Hypoglykämietagebuch, können gut in der Psychotherapie genutzt werden.

4.1.6 Komorbide psychische Störungen

4.1.6.1 Depression

Entsprechend der S3-Leitlinie „Diabetes und Psychosoziales" sollte Menschen mit Diabetes und Depression eine Psychotherapie angeboten werden. Bei schwerer Depression sollte eine antidepressive Pharmakotherapie bzw. die Kombination aus medikamentöser und psychotherapeutischer Behandlung erwogen werden. Bei Problemen mit der Diabetesselbstbehandlung (z. B. erhöhter HbA1c-Wert, Hypoglykämien) sind flankierende Schulungsmaßnahmen einzuleiten, wenn der Patient trotz depressiver Symptomatik dazu in der Lage ist. Es sollten sowohl depressions- als auch diabetesbezogene Ziele verfolgt werden (vgl. Kasten).

Therapieziele bei Depression und Diabetes (vgl. Kulzer et al., 2013a, 2013b)

- Reduktion der depressiven Symptomatik und Erreichen von Remission,
- Steigerung der Lebensqualität,
- Verbesserung des Gesundheitsverhaltens, Förderung eines gesunden Lebensstils,
- Erhöhung der Krankheitsakzeptanz und Bewältigungsfähigkeit hinsichtlich des Diabetes,
- Verbesserung der Stoffwechseleinstellung (z. B. HbA1c-Wert, Akutkomplikationen),
- Wiederherstellung der psychosozialen Leistungsfähigkeit,
- Reduktion von Suizidalität,
- Prophylaxe weiterer depressiver Episoden.

Psychologische Ziele umfassen die Reduktion bzw. Remission der depressiven Symptomatik und einer eventuell vorhandenen Suizidalität, die Steigerung der Lebensqualität und das Wiedererreichen des psychosozialen Funktionsniveaus. Eine Besonderheit in der Therapie mit Menschen mit Diabetes ist das Ziel der Förderung der Krankheitsakzeptanz.

Krankheitsakzeptanz auch bei Depression ein wichtiges Thema

Die psychotherapeutische Behandlung der komorbiden Depression bei Diabetes orientiert sich an der Behandlung der Depression bei stoffwechselgesunden Menschen (z.B. Aktivität und Stimmung, kognitive Techniken, Problemlösestrategien; siehe Hautzinger, 1998). Die Besonderheit in der Behandlung einer komorbiden Depression bei Diabetes ist die enge Wechselwirkung zwischen Depressions- und Diabetessymptomatik bzw. Selbstbehandlungsverhalten. Entsprechend sollten die einzelnen Behandlungsbausteine auch um diabetesspezifische Beispiele ergänzt werden (z.B. als ABC-Modell, vgl. Tabelle 5). Im deutschsprachigen Raum ist ein kognitiv-verhaltenstherapeutisches Gruppentherapiemanual für Menschen mit Typ-1- oder Typ-2-Diabetes und Depression verfügbar, welches zehn Sitzungen zu je zwei Stunden umfasst und auch für die Einzeltherapie hilfreiche Informationen und Materialien bietet (Petrak, 2017).

Tabelle 5: Beispielhaftes ABC-Modell

Situation	Gedanke	Konsequenz	Alternativer Gedanke	Konsequenz
Ich messe einen hohen Blutzuckerwert.	„Schon wieder so hoch, ich bin ein Versager.“ „Ich werde das niemals hinbekommen.“ „Ich hätte keinen Kuchen essen dürfen, ich bin selbst Schuld.“	*Emotional:* • Schuldgefühl • Hoffnungslosigkeit • Ärger • Frustration • Resignation *Verhalten:* Ich messe den Blutzucker den ganzen Tag nicht mehr und ignoriere den Diabetes.	„Ich spritze nochmal etwas Insulin nach, dann wird es besser.“ „Übung macht den Meister.“ „Ich gehe spazieren, dann bessern sich die Werte.“	*Emotional:* • Erleichterung • hoffnungsvoller • weniger Schuldgefühle *Verhalten:* Insulin spritzen, spazieren gehen und überprüfen, ob die Werte sich ändern

Die Psychoedukation sollte ausführlich über den Zusammenhang von Diabetes und Depression aufklären, um zu verdeutlichen, dass sich beide Erkrankungen gegenseitig beeinflussen (bidirektionaler Zusammenhang, vgl. Kapitel 2.5.1). Es ist wichtig, zu beachten, dass hohe Blutglukosewerte mit Symptomen einhergehen können, die den Symptomen einer Depression ähneln (z.B. Antriebslosigkeit), sodass Patienten mit chronischer Hyperglykämie die positiven

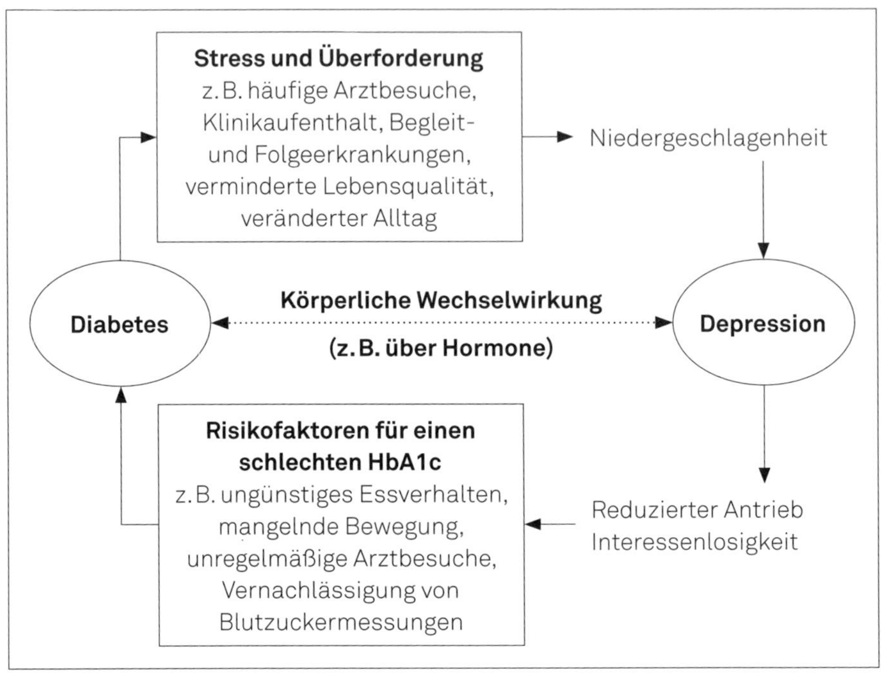

Abbildung 11: Wechselwirkung von Diabetes und Depression – plausibles Erklärungsmodell nach Petrak (2017)

Auswirkungen von Aktivitäten auf die Symptomatik möglicherweise nur begrenzt wahrnehmen können, solange die Stoffwechseleinstellung ungünstig bleibt. Abbildung 11 zeigt ein Beispiel für ein patientengerechtes Erklärungsmodell, das gemeinsam erarbeitet werden sollte. Je nachdem, ob die Depression oder der Diabetes zuerst diagnostiziert wurde, ist es sinnvoll, die Erarbeitung des Modells entsprechend einzuleiten (z. B. „Haben Sie den Eindruck, der Diabetes hat etwas zur Depression beigetragen? Inwiefern?" oder „Wie ging es Ihnen vor der Diabetesdiagnose, wie haben Sie sich verhalten? Und wie erging es Ihnen dann nach der Diagnose? Wie leicht bzw. schwer ist es Ihnen gefallen, das Diabetesselbstmanagement umzusetzen?"; vgl. Petrak, 2017).

4.1.6.2 Essstörungen

Essstörungen sind in Kombination mit Typ-1-Diabetes aufgrund eines etwaigen Insulin-Purging und damit einhergehenden akuten hyperglykämischen Krisen gesundheitlich besonders gefährdend. Essgestörte Menschen mit Typ-2-Diabetes leiden zumeist an einer Adipositas und/oder Binge-Eating-Störung. Im ambulanten wie auch stationären Bereich ist bei der Behandlung von Menschen mit Diabetes und Essstörungen eine enge Kooperation zwischen dem diabetologischen Behandlungsteam und psychotherapeutischen

Behandelnden notwendig. Da sich die Behandlung von Essstörungen bei Diabetes an der S3-Leitlinie „Diagnostik und Therapie der Essstörungen" orientiert, sollen an dieser Stelle nur die spezifischen Aspekte des Diabetes berücksichtigt werden. Für einen vertieften Einblick ist der kürzlich erschienene Band zur Behandlung von Essstörungen bei Diabetes zu empfehlen (Legenbauer, Benecke & Beutel, 2022).

Die Therapie von Essstörungen bei Diabetes ist aufgrund der Notwendigkeit der Beschäftigung mit Nahrung und der schwerwiegenden Wechselwirkung der Essstörungssymptomatik, insbesondere des Insulin-Purging, mit dem Diabetes komplex. Bei Menschen mit Typ-1-Diabetes und Essstörungen sollte die ambulante Therapie durch einen stationären Aufenthalt unterbrochen werden, falls nach drei Monaten keine Besserung der Stoffwechseleinstellung eintritt bzw. diese droht, zu dekompensieren. Im ambulanten Setting und bei sehr jungen Patienten kann es sinnvoll sein, die Familie im Rahmen von Bezugspersonenstunden in die Therapie einzubeziehen. Diese können sowohl bei der Psychoedukation als auch bei der Ausarbeitung von Regeln in Bezug auf das Diabetesselbstmanagement und das Essverhalten einbezogen werden (Wer ist für die Blutglukosemessungen verantwortlich? Wie häufig wird der Blutglukosespiegel gemessen? Wann dürfen die Blutzuckerwerte gemeinsam kontrolliert werden?).

Autonomie und Sicherheit in Balance bringen

Es ist wichtig, eine für die Patienten individuell tragfähige Balance aus Autonomie und Sicherheit in Bezug auf das Diabetesselbstmanagement herzustellen, z. B. indem vereinbart wird, dass die Patienten sich verpflichten, ihre basale Insulindosis regelmäßig und zunächst in Anwesenheit der Eltern zu injizieren, das mahlzeitenbezogene Bolusinsulin jedoch eigenständig injizieren und dabei die Dosis im Therapieverlauf graduell bis zur Zieldosis steigern. Die Eigenverantwortlichkeit der Patienten hinsichtlich des Diabetesselbstmanagements sollte dabei gefördert werden.

Im Rahmen von Essanfällen sollte ebenfalls individuell besprochen werden, welche Insulindosis der Patient wann abgeben kann, um diese kleinschrittig im Verlauf anzupassen. Sollte vor dem Essanfall nicht klar sein, wie viel im Verlauf gegessen wird, können mehrere (kleinere) Insulindosen infrage kommen, um die gegessenen Kohlenhydrate abzudecken – der Blutglukosespiegel sollte dabei möglichst engmaschig kontrolliert werden. Nach kompensatorischem Verhalten wie selbstinduziertem Erbrechen oder exzessivem Sport sollte der Blutglukosespiegel ebenfalls möglichst engmaschig kontrolliert werden.

Hinsichtlich des zu erarbeitenden Störungsmodells ist es wichtig, die Rolle des Diabetes für die Essstörung zu eruieren: Der Diabetes kann ein Auslöser unangenehmer Emotionen sein, die wiederum dazu beitragen können, dass die Symptomatik aufrechterhalten wird und so ein Teufelskreis entsteht (z. B. Angst vor Folgeerkrankungen, Essanfall und Insulin-Purging, hohe Blutglukosewerte, die wiederum Ängste vor Folgeerkrankungen verstärken können). Mitunter kommt dem Insulin-Purging auch der Status des einfachsten Mittels zu, da es im Vergleich zu anderen kompensatorischen Maßnahmen wie Erbrechen effektiver ist, unter Umständen schwerer entdeckt wird und weniger schambesetzt sein kann. Hinzu kommen physiologische Aspekte, wie der Heißhunger während einer Hypoglykämie oder eine mögliche Gewichtszunahme durch Insulin (vgl. Kapitel 2.5.2), die eine Rolle spielen können.

4.1.6.3 Sexuelle Funktionsstörungen

Zur Behandlung sexueller Funktionsstörung steht sowohl für Männer als auch für Frauen eine Bandbreite verschiedener Therapieoptionen zur Verfügung (Velten, 2018; Velten & Özdemir 2023), die auch bei einem komorbiden Diabetes mellitus zur Anwendung kommen können. Zentraler Baustein in der Therapie sexueller Funktionsstörungen bei Diabetes ist eine Normalisierung des Glukosestoffwechsels und das Erreichen einer stabilen glykämischen Kontrolle. Eine Normalisierung des Glukosestoffwechsel kann bereits zu einer Besserung der Symptome der Sexualfunktionsstörung führen.

Normalisierung des Glukosestoffwechsels

Zur Behandlung der erektilen Dysfunktion können weiter sowohl psychosoziale Interventionen (Velten & Özdemir, 2023) als auch medikamentöse Behandlungsoptionen (z. B. PDE-5-Inhibitoren), eine Autoinjektionstherapie (Schwellkörper-Autoinjektionstherapie), lokale Hilfsmittel (z. B. Vakumpumpe) und chirurgische Therapien (z. B. Penisprothetik) eingesetzt werden. Dominierend ist die medikamentöse symptomatische Therapie mit einem der vier in Deutschland zugelassenen PDE-5-Inhibitoren, die ähnliche Wirkeffekte erzielen, sich jedoch hinsichtlich Pharmakokinetik und unerwünschter Wirkungen unterscheiden. Zu beachten ist bei Menschen mit Diabetes, dass arterielle Hypertonie und Herzinsuffizienz häufig komorbid auftreten, insbesondere bei Typ-2-Diabetes. Dies kann eine Kontraindikation für eine Behandlung mit PDE-5-Hemmern darstellen.

PDE-5-Inhibitoren: Kontraindikationen prüfen

Auch für sexuelle Funktionsstörungen der Frau stehen operative Behandlungsansätze, pharmakologische und hormonelle, topische Hilfsmittel sowie psychosoziale Interventionen zur Verfügung (Velten, 2018).

Gegebenenfalls sind weitere Faktoren in der Behandlung zu berücksichtigen, die ebenfalls zur Sexualstörung beitragen (z. B. Beziehungskonflikte, Psychopharmaka). Die Frage, welche Therapieoptionen Anwendung finden, sollte immer gemeinsam mit dem Patienten bzw. der Patientin nach entsprechender Aufklärung über die Wirkweise und Kontraindikationen erfolgen.

4.2 Effektivität

Im Folgenden werden einige aktuelle Befunde zur Wirksamkeit psychologischer Interventionen schlaglichtartig unter besonderer Berücksichtigung der in Kapitel 4.1 dargestellten Behandlungsansätze zusammengefasst.

4.2.1 Effekte verschiedener Therapieverfahren auf die glykämische Kontrolle

Psychologische Behandlungsansätze in der Therapie des Diabetes zielen auch darauf ab, Menschen mit Diabetes in ihrem Selbstbehandlungsverhalten und Diabetesselbstmanagement zu unterstützen und so dieses nachhaltig zu verbessern. Dies sollte sich in der Verbesserung von Indikatoren der Stoffwechseleinstellung, wie dem HbA1c-Wert oder der Häufigkeit von Hypoglykämien, widerspiegeln.

Die umfangreichste Evidenzlage liegt für kognitiv verhaltenstherapeutische Interventionen bei Diabetes vor. Die Ergebnisse hinsichtlich ihrer Wirkung auf glykämische Kontrolle sind heterogen. Bei Erwachsenen mit Typ-1-Diabetes konnte die kognitive Verhaltenstherapie eine statistisch (aber nicht klinisch) signifikante Verringerung des HbA1c-Wertes im Vergleich zu einer Kontrollgruppe erzielen. Bei Kindern konnte kein Effekt auf den HbA1c-Wert festgestellt werden. Allerdings waren die in den Studien durchgeführten Therapien im Mittel sehr kurz (weniger als acht Sitzungen) und eine Verbesserung des HbA1c war nicht immer primäres Ziel der Interventionen. Bei Menschen mit Typ-2-Diabetes konnte im Vergleich zur Kontrollgruppe eine signifikante Reduktion des HbA1c-Wertes von −0,33 % (3,5 mmol/mol) erreicht werden (Winkley et al., 2020).

Für andere Therapieverfahren liegen derzeit noch zu wenige Studien vor, um valide Aussagen hinsichtlich ihrer Wirksamkeit, was die Verbesserung des Diabetesselbstmanagements und glykämische Outcomes betrifft, treffen zu können.

ACT und Achtsamkeit vielversprechend, Evidenzlage jedoch bisher unzureichend

In einer randomisiert kontrollierten Studie zur ACT bei Menschen mit Typ-2-Diabetes konnten Gregg et al. (2007) zeigen, dass eine dreimonatige ACT-Intervention mit Edukation im Vergleich zur ausschließlichen Edukation zu einem verbesserten Diabetesselbstmanagement und HbA1c-Werten im Zielbereich führte. Eine Übersichtsarbeit zu achtsamkeitsbasierten Verfahren konnte zeigen, dass diese zu einer Verringerung des HbA1c-Wertes führen können (Ni, Ma & Li, 2020).

Keine Übersichtsarbeiten zu psychodynamischen Verfahren

Derzeit gibt es keine Übersichtsarbeiten oder kontrollierte Studien zur Effektivität von psychodynamischen Verfahren in der speziellen Psychotherapie bei Diabetes (Winkley et al., 2020). Es finden sich jedoch Forschungsarbeiten zu kindlichen Traumata und ungünstigen Bindungserfahrungen als Risikofaktor für die Entwicklung von Typ-2-Diabetes (Kruse & Ladwig, 2017), der Bedeutung von Emotionen für das Diabetesselbstmanagement (z. B. Abwehrmechanismen, Alexithymie), und psychodynamischen Konzepten wie Übertragung und Gegenübertragung in der Therapiebeziehung (Marchini, Caputo, Convertino & Napoli, 2021).

4.2.2 Diabetes-Distress

Systematische Reviews und Metaanalysen zur Behandlung von Diabetes-Distress zeigen, dass diabetesspezifische psychologische Interventionen sowohl den HbA1c-Wert (mittlerer Effekt von d=.57), als auch Diabetes-Distress (d=.48) bei Menschen mit Typ-1- und Typ-2-Diabetes signifikant reduzieren können (Schmidt, van Loon, Vergouwen, Snoek & Honig, 2018). Über die Primärstudien hinweg waren die Effektstärken jedoch heterogen, insbesondere bei Menschen mit Typ-2-Diabetes scheint der positive Effekt der Interventionen auf den HbA1c-Wert nicht eindeutig. Menschen mit Typ-1-Diabetes scheinen besonders von Gruppenformaten zu profitieren, die den Austausch mit Peers ermöglichen.

4.2.3 Hypoglykämieprobleme

Wenige Interventionsstudien zu Hypoglykämieängsten

Studien zur Effektivität psychotherapeutischer Interventionen bei Hypoglykämieängsten sind rar, zumeist handelt es sich um Fallstudien mit Erwachsenen mit Typ-1-Diabetes. Erst in den vergangenen Jahren wurde die Forschung in diesem Bereich verstärkt, sodass zum Teil noch keine Ergebnisse der randomisiert-kontrollierten Studien vorliegen (z.B. FREE; Martyn-Nemeth et al., 2019).

Hypoglykämiewahrnehmungstraining effektiv

Die Wirksamkeit von Hypoglykämiewahrnehmungstrainings und strukturierten Schulungsprogrammen zur Behandlung von Hypoglykämieproblemen (z.B. HyPOS) sind gut belegt (vgl. Kapitel 1.4.3 und 4.1.5; Gonder-Frederick et al., 2000; Hermanns et al., 2006). Auch webbasierte Ansätze zeigten positive Wirkung auf Hypoglykämieproblematiken (HypoAware; Rondags, de Wit, Twisk, & Snoek, 2016).

4.2.4 Depression

Eine Übersichtsarbeit zu kognitiv-behavioralen Interventionen bei Depression und Diabetes von Chen et al. (2017) kommt zu dem Schluss, dass diese wirksam sind hinsichtlich der Verringerung der depressiven Symptomatik und Verbesserung der Lebensqualität. Positive Effekte auf den HbA1c-Wert und den Diabetes-Distress konnten jedoch nur in einzelnen Studien gefunden werden. Es besteht eine große Heterogenität zwischen den Studien, auch was die Umsetzung und Implementierung der Interventionen betrifft (Gruppe vs. Einzel; face-to-face vs. blended care).

4.2.5 Essstörungen

Eine Übersichtsarbeit von Banting und Randle-Phillips (2018), welche die Effektivität von psychologischen Interventionen bei Typ-1-Diabetes und Essstörungen untersucht, konnte zeigen, dass erst recht wenige Studien vorliegen, deren Ergebnisse zudem heterogen sind. Die Ergebnisse der zehn berücksichtigten Studien zeigen ein gemischtes Bild hinsichtlich der Wirksamkeit psychologischer Interventionen. Kognitiv-verhaltenstherapeutische Interventionen scheinen am vielversprechendsten. Psychoedukation sowie systemische und psychodynamische Interventionen konnten keine positiven Effekte erzielen. Menschen mit Typ-1-Diabetes und Essstörungen scheinen tendenziell stärker von Einzelsitzungen zu profitieren. Auch für Menschen mit Typ-2-Diabetes und komorbider Essstörung ist die Studienlage noch nicht ausreichend. Sowohl die kognitive Verhaltenstherapie als auch die interpersonelle Therapie haben sich in verschiedenen Metaanalysen als wirksame Behandlung bei Binge-Eating-Störung, der häufigsten Essstörung bei Typ-2-Diabetes, als wirksam erwiesen und sollten daher in Betracht gezogen werden.

4.3 Psychopharmakologie

Psychopharmaka können auch in der Behandlung von psychischen Störungen bei Menschen mit Diabetes zur Anwendung kommen und – wie insbesondere Studien zur Depressionsbehandlung zeigen – mit Erfolg eingesetzt werden. Aufgrund des Diabetes und assoziierter Risikofaktoren bzw. -komplikationen, wie z.B. der arteriellen Hypertonie oder einer eingeschränkten Nierenfunktion, sind von ärztlicher Seite Kontraindikationen besonders sorgfältig zu prüfen.

Gefahr der Polymedikation

Menschen mit Diabetes, besonders mit längerer Diabetesdauer und Folgekomplikationen, nehmen bereits oft eine Vielzahl von Medikamenten ein. Bei einer komplexen Hypertoniebehandlung sind Drei- oder auch Vierfachkombinationen von Antihypertensiva keine Seltenheit. Hinzu kommen Insulin und/oder orale Antidiabetika und oft auch Lipidsenker. Wird zusätzlich eine psychopharmakologische Medikation angesetzt, werden noch mehr Präparate eingenommen. Dieser Zustand kann schnell in eine für den Menschen mit Diabetes unübersichtliche Situation der Polymedikation münden mit gegebenenfalls schwer prädizierbaren Interaktionen der Substanzen, auch in ihren Auswirkungen auf den Stoffwechsel. Eine Polymedikation ist besonders bei Menschen mit Diabetes im höheren Lebensalter kritisch zu sehen (siehe Leitlinie „Diagnostik, Therapie und Verlaufskontrolle des Diabetes mellitus im Alter“, Deutsche Diabetes Gesellschaft, 2018). Ebenso kann sich dies ungünstig auf die Medikationsadhärenz für die Diabetes-Medikation auswirken.

Weiter ist besonders darauf zu achten, ob Psychopharmaka genutzt werden, die den Glukosestoffwechsel beeinflussen oder eine Gewichtszunahme begünstigen und so die Diabetesbehandlung und eine Normalisierung des Körpergewichts erschweren können.

5 Fallbeispiele

5.1 Typ-2-Diabetes mit Depression und Diabetes-Distress

Frau M. ist 37 Jahre alt und alleinstehend. Sie lebt zur Miete in einer kleinen Wohnung und ist als Bürokauffrau tätig.

Frau M. berichtet im Erstgespräch, sie fühle sich seit einem Jahr fast durchgängig niedergeschlagen und antriebslos. Sie empfinde keine Freude mehr an fast allen ihren Hobbies, wie z. B. ihrer Tätigkeit im örtlichen Karnevalsverein, und habe sich daher sozial stark zurückgezogen. Abends könne sie nicht einschlafen, da sie in ruhigen Minuten häufig darüber grübele, was sie aus ihrem Leben gemacht habe und dass sie eine Versagerin sei, weil sie noch keine Familie gegründet habe und körperlich erkrankt sei („Ich bin selbst Schuld!"). Sie wache immer wieder schweißgebadet auf, sei tagsüber dann übermüdet und könne sich kaum konzentrieren. Sie habe seit Jahren kein Hunger- und Sättigungsgefühl und esse aus Langeweile, oder wenn sie sich niedergeschlagen fühle (BMI 40,5 kg/m^2). Frau M. sei seit dem Kindesalter übergewichtig und habe über die Jahre kontinuierlich zugenommen. Frau M. berichtet, sie habe nicht genug Antrieb für ihr Diabetesselbstmanagement. Bei ihrem letzten Termin in der diabetologischen Schwerpunktpraxis vor zwei Monaten habe sie einen HbA1c-Wert von 10,3 % gehabt. Sie spritze nur unregelmäßig Insulin, insbesondere das kurzwirksame Insulin lasse sie oft weg, aber auch das Basalinsulin vergesse sie immer häufiger. Um nicht mit hohen Blutzuckerwerten konfrontiert zu werden, messe sie ihren Blutzucker selten. Sie schäme sich, bereits so jung erkrankt zu sein, und gibt sich die Schuld für die Diagnose. Sie sei geschult worden und wisse, wie sie das Diabetesselbstmanagement umsetzen müsse, es falle ihr jedoch schwer, das Insulinspritzen und das Blutzuckermessen in den Alltag zu integrieren. Generell habe sie sich seit der Diagnose phasenweise um den Diabetes gekümmert. Seit sie eine intensivierte Insulintherapie durchführen müsse, habe sie aber komplett aufgegeben und mache nur noch das Nötigste. Auf der Arbeit sei ihr das Spritzen und Messen beispielsweise unangenehm, sodass sie es vollständig vermeide. Hypoglykämieängste habe sie keine, sorge sich jedoch um mögliche Folgeerkrankungen, da sie in der Vergangenheit das Diabetesselbstmanagement besonders in stressigen Zeiten oft vernachlässigt habe. Sie leide unter Hypertonie und einer Hypercholesterinämie.

Frau M. habe bereits zwei depressive Episoden in der Vorgeschichte erlebt. Auslöser für die erste Episode sei eine Trennung und die Diabetesdiagnose vor fünf Jahren gewesen. Der aktuelle Auslöser sei Überforderung im Beruf und die Umstellung auf eine intensivierte Insulintherapie, die sie zusätzlich belaste. Die Diabetesdiagnose sei ein Schock für sie gewesen. Sie habe die ersten Jahre Metformin eingenommen. Da sich ihr HbA1c-Wert jedoch trotz Phasen großer Bemühungen nicht gebessert habe, spritze sie seit einem Jahr zusätzlich Basalinsulin (90 I.E./Tag) und prandiales Insulin zu den Mahlzeiten. Ihre Mutter und beide Großmütter hätten Typ-2-Diabetes und seien adipös, ihre Mutter leide an Depressionen. Frau M. selbst sieht ihr Übergewicht und den Diabetes und die damit einhergehenden Anforderungen im Alltag als Auslöser ihrer Probleme.

Diagnostik und Labor

Diabetologie. Der aktuelle HbA1c-Wert ist deutlich erhöht und liegt bei 10,3 % (89 mmol/mol). Es gibt keine Hinweise auf Hypoglykämien in der Vergangenheit, allerdings führt Frau M. auch keine regelmäßigen Aufzeichnungen über ihre Blutglukosewerte. Laut dem diabetologischen Behandlungsteam liegt bei Frau M. eine hohe Insulinresistenz vor, ebenso ein metabolisches Syndrom (Typ-2-Diabetes, Hypertonie, Adipositas, Hypercholesterinämie).

Psychodiagnostik. Frau M. erzielt im Beck Depression Inventory (BDI) einen Wert von 27 Punkten, was auf eine mittelgradige Depression hinweist. Die Werte im Problem Areas in Diabetes Questionnaire (PAID) sind ebenfalls erhöht, insbesondere in den Bereichen Probleme im sozialen Kontext, sowie emotionale Belastung und Überforderung durch den Diabetes.

Befund

Neben der Depression weist Frau M. auch Symptome von Diabetes-Distress auf. Es liegen eine rezidivierende depressive Störung, gegenwärtig mittelgradige Episode ohne psychotische Symptome (ICD-11: 6A71.1) sowie psychologische Faktoren oder Verhaltensfaktoren, die anderenorts klassifizierte Krankheiten beeinflussen (ICD-11: 6E40), vor. Die Sorgen bezüglich der Folgeerkrankungen sind aufgrund der dauerhaft erhöhten Blutglukosespiegel sowie des Risikoprofils nicht unbegründet und im Alltag nicht übermäßig stark.

Therapie und Verlauf

Zu Beginn erfolgten eine testpsychologische Untersuchung sowie die biografische und diabetesbezogene Anamnese (vgl. Karte „Anamnese diabetesspezifischer Informationen" am Ende des Buches). Die telefonische Rücksprache mit der behandelnden Diabetologin ergab, dass Frau M. sowohl über ausreichendes Wissen bezüglich des Diabetesselbstmanagement verfügt als auch phasenweise bereits Erfolge erzielen konnte (HbA1c-Werte im Zielbereich). Anschließend wurde gemeinsam mit Frau M. ein individuelles, multifaktorielles Störungsmodell zu Depression und Diabetes (z.B. genetische Vorbelastung) sowie der Interaktion der Krankheitsbilder erarbeitet. Zur Stabilisierung der Stimmung wurden zunächst Elemente der kognitiven Verhaltenstherapie bei Depression (z.B. positive Aktivitäten, Depressionsspirale) durchgeführt. Insbesondere positive Aktivitäten zur Bewegungssteigerung (z.B. Tanzen im Karnevalsverein, Spazierengehen) wurden dabei zur Verbesserung des allgemeinen Wohlbefindens und zur Gewichtsreduktion fokussiert. Alltagstaugliche Maßnahmen zur moderaten Bewegungssteigerung wurden etabliert (z.B. Treppensteigen, zu Fuß einkaufen gehen). Das Essverhalten wurde mittels Ernährungsprotokollen analysiert. Schrittweise wurde das Snackingverhalten zur Emotionsregulation durch funktionale Verhaltensstrategien ersetzt (z.B. Ablenkung, Auslöserkontrollstrategien). Es gelang Frau M., ihr Gewicht um 6 kg zu reduzieren. Um die Gewichtsabnahme weiter zu fördern und das Diabetesselbstmanagement zu vereinfachen, wurde mit Frau M. besprochen, weitere diabetologische Therapieoptionen mit ihrer Diabetologin zu diskutieren. Es erfolgte eine Umstellung der Therapie auf den GLP-1-Rezeptor-Agonisten Dulaglutid und zusätzlich Metformin, sodass nur noch einmal wöchentlich eine Insulininjektion erfolgen musste. Zur Steigerung der langfristigen Motivation wurden kurz- und langfristige Vor- und Nachteile des Diabetesselbstmanagement gemeinsam herausgearbeitet. Frau M. begann, sich online über Webseiten für Menschen mit Diabetes zu informieren. Es gelang ihr, ein differenziertes Bild hinsichtlich der Ätiologie der Erkrankung zu entwickeln und in Folge offener mit der Erkrankung umzugehen. Psychoedukativ wurde das Risiko für Folgeerkrankungen und die eigenen Einflussmöglichkeiten besprochen. Gemeinsam wurden Möglichkeiten eruiert, wie Frau M. das Diabetesselbstmanagement auch am Arbeitsplatz umsetzen könnte. Frau M. nutzte eine App, die sie an ihre Therapie erinnerte und ihr half, ihre Mahlzeiten und Bewegung zu „tracken". In Folge der sukzessiven Gewichtsabnahme und einer stetigen Reduktion des HbA1c-Wertes konnte Frau M. an Selbstwert und Selbstwirksamkeit gewinnen. Sie traute sich, offener auf Menschen zuzugehen, und begann eine Beziehung mit einem Kollegen.

Epikrise

Zu Therapieende war Frau M. zufrieden mit ihrem Diabetesselbstmanagement (HbA1c: 6,5 %, 45 mmol/mol) und hatte 15 kg an Gewicht verloren (ca. 10 % Gewichtsreduktion), ihr Wohlbefinden war deutlich gesteigert und die depressive Symptomatik vollständig remittiert.

5.2 Typ-1-Diabetes mit beeinträchtigter Hypoglykämiewahrnehmung

Herr F. (53 Jahre alt) ist Lehrer an einer weiterführenden Schule. Seit 39 Jahren hat er einen Typ-1-Diabetes, den er bereits seit mehreren Jahrzehnten erfolgreich mit einer intensiviert konventionellen Insulintherapie unter Nutzung moderner Insulinanaloga (Insulin lispro, Insulin glargine) behandelt. Seine HbA1c-Werte hätten durchgehend unter 7 % (53 mmol/mol), meist sogar unter 6,2 % (44 mmol/mol) gelegen. Hypoglykämien seien kein großes Thema gewesen. Gelegentlich sei es zu leichteren, symptomatischen Hypoglykämien gekommen, die Herrn F. aber nicht weiter einschränkten, da er sie gut und schnell habe selbst behandeln können, indem er Traubenzucker aß. Vor einem Monat sei es nun tagsüber während des Unterrichts in der Schule zu einer schweren Unterzuckerung gekommen. Er sei „urplötzlich" bewusstlos geworden, als er dabei war, mit der Klasse ein Tafelbild zu erarbeiten. Der Notarzt sei gerufen worden und erst nach intravenöser Gabe von Glukose sei er wieder zu sich gekommen. Auf Rückfrage berichtet Herr F., dass er bereits seit geraumer Zeit seine Unterzuckerungen nicht mehr so gut merke. Insgesamt belastet die Situation Herrn F. sehr: Neben der erlebten Unsicherheit, Unterzuckerungen nicht mehr zu bemerken, steht die Angst im Vordergrund, dass sich das Ereignis wiederholen und sich wieder eine schwere Unterzuckerung mit Kontrollverlust ereignen könnte, womöglich noch einmal während des Unterrichts und vor der Klasse.

Diagnostik und Labor

Diabetologie. Der aktuelle HbA1c-Wert liegt bei 6,1 % (43 mmol/mol), die Blutglukosetagebücher geben keine Hinweise auf häufigere hypoglykämische Episoden. Ein diagnostisches CGM (kontinuierliche Glukosemessung) für eine Woche gibt allerdings Hinweis auf wiederholte Episoden nächtlicher Hypoglykämien mit Blutglukosespiegeln zwischen 50 und 60 mg/dl (2,8 und 3,3 mmol/l).

Psychodiagnostik. Die strukturierte Hypoglykämieanamnese deutet auf eine beeinträchtigte Hypoglykämiewahrnehmung hin. Hypoglykämiesymptome seien schwächer und träten erst ab ca. 50 mg/dl (2,8 mmol/l) auf, wenn überhaupt. Die Werte im Problem Areas in Diabetes Questionnaire (PAID) sind erhöht, es zeigen sich erhöhte Werte in den Bereichen Zukunftssorgen, Hypoglykämie und Probleme im sozialen Kontext. Die Scores im Hypoglycemia Fear Survey weisen auf eine ausgeprägte Hypoglykämieangst hin.

Befund

Es liegt eine beeinträchtigte Hypoglykämiewahrnehmung vor (Hypoglykämiewahrnehmungsstörung, F54). Eine Hypoglykämieangst kann differenzialdiagnostisch ausgeschlossen werden. Die berichteten Ängste sind auf das Ereignis der schweren Hypoglykämie zurückzuführen und durch die Hypoglykämiewahrnehmungsproblematik begründet. Ursächlich für die Hypoglykämiewahrnehmungsprobleme sind vermutlich die prolongierten nächtlichen Hypoglykämieepisoden. Herr F. weist mit seiner langen Diabetesdauer und der normnahen glykämischen Kontrolle weitere Risikofaktoren für eine beeinträchtigte Hypoglykämiewahrnehmung auf.

Therapie und Verlauf

In der Diabetestherapie wurde mit Herrn F. vereinbart, für einen gewissen Zeitraum höhere Blutglukosezielwerte zu akzeptieren, um eine Restitution der Hypoglykämiewahrnehmung zu unterstützen. Herr F. wollte sich weiter mit einer Injektionstherapie behandeln, sodass ein Therapieversuch mit einer Insulinpumpe, die bei der Hypoglykämieproblematik indiziert wäre, nicht durchgeführt wurde. Stattdessen wurde mit Herrn F. vereinbart, für zunächst einmal drei Monate ein CGM-System mit Hypoglykämiewarnfunktion zu nutzen.

In der psychologischen Behandlung wurde mit Herrn F. zunächst im Rahmen der Psychoedukation erarbeitet, wie eine Hypoglykämiewahrnehmungsproblematik entsteht. Mittels systematischer Selbstbeobachtung (Hypoglykämietagebuch) und Wahrnehmungsübungen wurde Herr F. angeleitet, seine Wahrnehmung von Hypoglykämiesymptomen zu verbessern (neue Symptome entdecken, zuverlässige von unzuverlässigen Symptomen unterscheiden). Weiter wurde im Gespräch mit Herrn F. das Ereignis der schweren Hypoglykämie in der Schule aufgearbeitet (Entkatastrophisierung des singulären Ereignisses), das Herrn F. sehr belastet hat – u. a. wurde exploriert, welche Möglichkeiten es gibt, Unterstützungsquellen in seinem beruflichen Umfeld zu erschließen, indem z. B. einzelne Mitglieder des Kollegiums einbezogen und ins Vertrauen gezogen werden und ein „Notfallplan" (Einsatz von Glukagon) erarbeitet wird. Die Konstellation bei Herrn F. könnte auch eine arbeits- bzw.

dienstrechtliche Relevanz haben (Schuldienst, Aufsicht-/Fürsorgepflicht der Lehrkräfte). Bei sich abzeichnenden Problemen wäre eine sozial- bzw. arbeitsrechtliche Beratung indiziert.

Epikrise

Bereits nach drei Monaten zeigt sich eine deutliche Verbesserung der Hypoglykämiewahrnehmungsproblematik. Bei immer noch akzeptabler glykämischer Kontrolle mit einem HbA1c-Wert von 7% (44 mmol/mol) werden drohende Hypoglykämien nun wieder rechtzeitig bemerkt. Nächtliche Unterzuckerungen treten kaum noch auf. Durch das Hypoglykämiewahrnehmungstraining gelang es Herrn F. zudem, neue Symptome einer Hypoglykämie zu entdecken. Das CGM wird weiter genutzt werden.

6 Weiterführende Literatur und Webseiten

Schatz, H. & Pfeiffer, A. F. H. (Hrsg.). (2014). *Diabetologie kompakt: Grundlagen und Praxis.* Berlin: Springer. https://doi.org/10.1007/978-3-642-41358-2

Der Band gibt einen konzisen Überblick über medizinische Grundlagen des Diabetes mellitus sowie über Behandlungs- und Therapieprinzipien.

Petrak, F. & Herpertz, S. (Hrsg.). (2013). *Psychodiabetologie.* Berlin: Springer. https://doi.org/10.1007/978-3-642-29908-7

Dieser Band liefert vertiefende Information zu psychodiabetologischen Themen, relevanter Forschung und Behandlungsansätzen.

Behandlungsleitlinien der Deutschen Diabetes Gesellschaft und der American Diabetes Association. Umfangreiche und regelmäßig aktualisierte Behandlungsleitlinien sind auf den Websites der Fachgesellschaften kostenfrei zum Download verfügbar (www.deutsche-diabetes-gesellschaft.de bzw. www.diabetes.org). Für die Psychotherapie besonders hilfreich sind die Leitlinien „Psychosoziales und Diabetes“. Für sich rasch entwickelnde Felder wie die Diabetestechnologie (Insulinpumpen, CGM usw.) können weitere themenspezifische Leitlinien wertvolle Informationen zur Bewertung des Selbstbehandlungsverhaltens von Patientinnen und Patienten liefern.

Leitlinien der Arbeitsgemeinschaft der Wissenschaftlichen Medizinischen Fachgesellschaften (AWMF) und Nationale Versorgungsleitlinien (NVL). Systematisch entwickelte Behandlungsleitlinien für Ärzte bzw. medizinisches Fachpersonal zu aktuellen wissenschaftlichen Erkenntnissen und in der Praxis bewährten Verfahren (z. B. Therapie des Typ-1-Diabetes). Die Leitlinien werden regelmäßig aktualisiert und sind kostenfrei zum Download auf der Webseite der AWMF verfügbar (www.awmf.org/leitlinien.html).

Fragebogenverfahren. Die Websites der AG Diabetes und Psychologie der Deutschen Diabetes Gesellschaft (www.diabetes-psychologie.de) sowie der internationalen Psychosocial Aspects of Diabetes Group (www.psadgroup.org) geben einen Überblick über empfohlene psychometrische Maße und Fragebögen, die sich zur Erfassung psychosozialer Themen bei Diabetes bewährt haben.

Webseiten:

- *Deutsche Diabetes Gesellschaft:* www.deutsche-diabetes-gesellschaft.de
- *Arbeitsgemeinschaft Diabetes und Psychologie der Deutschen Diabetes Gesellschaft:* www.diabetes-psychologie.de
- *Deutsche Diabetes-Hilfe – Menschen mit Diabetes (Bundesweit aktive Selbsthilfeorganisation):* www.menschen-mit-diabetes.de
- *Deutsche Diabetes-Hilfe (Gesundheitsorganisation, Interessenvertreter für Menschen mit Diabetes, deren Angehörige sowie Risikopatienten):* www.diabetesde.org

7 Literatur

Arend, F., Müller, U. A., Schmitt, A., Voigt, M. & Kuniss, N. (2019). Overestimation of risk and increased fear of long-term complications of diabetes in people with type 1 and 2 diabetes. *Experimental and Clinical Endocrinology & Diabetes, 127*(10), 645–652. https://doi.org/10.1055/a-0977-2667

Banting, R. & Randle-Phillips, C. (2018). A systematic review of psychological interventions for comorbid type 1 diabetes mellitus and eating disorders. *Diabetes Management, 8*(1), 1–18.

Bundesärztekammer, Kassenärztliche Bundesvereinigung, Arbeitsgemeinschaft der Wissenschaftlichen Medizinischen Fachgesellschaften. (2012). *Nationale Versorgungsleitlinie Diabetes – Strukturierte Schulungsprogramme – Langfassung* (1. Auflage, Version 4). https://doi.org/10.6101/AZQ/000295

Bundesärztekammer, Kassenärztliche Bundesvereinigung, Arbeitsgemeinschaft der Wissenschaftlichen Medizinischen Fachgesellschaften. (2021). *Nationale Versorgungsleitlinie Typ-2-Diabetes – Teilpublikation der Langfassung* (2. Auflage, Version 1). https://doi.org/10.6101/AZQ/000475

Chen, L., Duo, X., Mingyue, H., Yongfei, T., Ping, Z., Guichen, L. et al. (2017). A systematic review and meta-analysis of randomized controlled trials of cognitive behavior therapy for patients with diabetes and depression. *Journal of Psychosomatic Research, 95,* 44–54. https://doi.org/10.1016/j.jpsychores.2017.02.006

Chevinsky, J.D., Wadden, T.A. & Chao, A.M. (2020). Binge eating disorder in patients with type 2 diabetes: Diagnostic and management challenges. *Diabetes, Metabolic Syndrome and Obesity: Targets and Therapy, 13,* 1117–1131. https://doi.org/10.2147/DMSO.S213379

Clarke, W.L., Cox, D.J., Gonder-Frederick, L.A., Julian, D., Schlundt, D. & Polonsky, W. (1995). Reduced awareness of hypoglycemia in adults with IDDM. A prospective study of hypoglycemic frequency and associated symptoms. *Diabetes Care, 18*(4), 517–522.

Clever, N.S., Baulig, S. & Benecke, A. (2021). Psychologische Herausforderungen bei Erwachsenen mit Typ-1-Diabetes. *Diabetologie und Stoffwechsel, 16*(5), 409–418. https://doi.org/10.1055/a-1338-4332

Conti, C., Mennitto, C., Di Francesco, G., Fraticelli, F., Vitacolonna, E. & Fulcheri, M. (2017). Clinical characteristics of diabetes mellitus and suicide risk. *Front Psychiatry, 13*(8), 40. https://doi.org/10.3389/fpsyt.2017.00040

Cryer, P.E. (2013). Mechanism of hypoglycemia-associated autonomic failure in diabetes. *New England Journal of Medicine, 369,* 362–372. https://doi.org/10.1056/NEJMra1215228

Deutsche Diabetes Gesellschaft. (2018). *Leitlinie Diagnostik, Therapie und Verlaufskontrolle des Diabetes mellitus im Alter* (2. Auflage). Verfügbar unter: https://www.awmf.org/leitlinien/detail/ll/057-017.html

Diabetes Control and Complications Trial Research Group. (1993). The effect of intensive treatment of diabetes on the development and progression of long-term complications in insulin-dependent diabetes mellitus. *New England Journal of Medicine, 329*(14), 977–986. https://doi.org/10.1056/NEJM199309303291401

Diabetes Control and Complications Trial Research Group. (1997). Hypoglycemia in the diabetes control and complications trial. *Diabetes, 46*(2), 271–286. https://doi.org/10.2337/diab.46.2.271

Diabetes Prevention Program Research Group. (2002). The diabetes prevention program (DPP): Description of lifestyle intervention. *Diabetes Care, 25*(12), 2165–2171. https://doi.org/10.2337/diacare.25.12.2165

Eifert, G.H. (2022). *Akzeptanz- und Commitment-Therapie (ACT).* Göttingen: Hogrefe.

Fehm-Wolfsdorf, G. (2009). *Diabetes mellitus* (Fortschritte der Psychotherapie, Bd. 36). Göttingen: Hogrefe.

Fisher, L., Glasgow, R.E., Mullan, J.T., Skaff, M.M. & Polonsky, W.H. (2008). Development of a brief diabetes distress screening instrument. *Annals of Family Medicine, 6*(3), 246–252. https://doi.org/10.1370/afm.842

Fisher, L., Hessler, D. M., Polonsky, W. H. & Mullan, J. (2012). When is diabetes distress clinically meaningful? Establishing cut points for the Diabetes Distress Scale. *Diabetes Care, 35*(2), 259–264. https://doi.org/10.2337/dc11-1572

Funnell, M.M., Anderson, R.M., Arnold, M.S., Barr, P.A., Donnelly, M., Johnson, P.D. et al. (1991). Empowerment: An idea whose time has come in diabetes education. *Diabetes Educator, 17*(1), 37–41. https://doi.org/10.1177/014572179101700108

Gonder-Frederick, L.A., Cox, D.J., Clarke, W.L. & Julian, D.M. (2000). Blood glucose awareness training. In F.J. Snoek & T.C. Skinner (Eds.), *Psychology in Diabetes Care.* London: Wiley.

Gonder-Frederick, L.A., Schmidt, K.M., Vajda, K.A., Greear, M.L., Singh, H., Shepard, J.A. et al. (2011). Psychometric properties of the hypoglycemia fear survey-ii for adults with type 1 diabetes. *Diabetes Care, 34*(4), 801–806. https://doi.org/10.2337/dc10-1343

Gregg, J.A., Callaghan, G.M., Hayes, S.C. & Glenn-Lawson, J.L. (2007). Improving diabetes self-management through acceptance, mindfulness, and values: A randomized controlled trial. *Journal of Consulting and Clinical Psychology, 75*(2), 336–343. https://doi.org/10.1037/0022-006X.75.2.336

Hautzinger, M. (1998). *Depression*. Göttingen: Hogrefe.

Hautzinger, M. & Pössel, P. (2017). *Kognitive Interventionen*. Göttingen: Hogrefe. https://doi.org/10.1026/02831-000

Hermanns, N., Kulzer, B., Krichbaum, M., Kubiak, T. & Haak, T. (2005). Affective and anxiety disorders in a German sample of diabetic patients: Prevalence, comorbidity and risk factors. *Diabetic Medicine, 22*(3), 293–300. https://doi.org/10.1111/j.1464-5491.2005.01414.x

Hermanns, N., Kulzer, B., Krichbaum, M., Kubiak, T. & Haak, T. (2006). How to screen for depression and emotional problems in patients with diabetes: Comparison of screening characteristics of depression questionnaires, measurement of diabetes-specific emotional problems and standard clinical assessment. *Diabetologia, 49*(3), 469–477. https://doi.org/10.1007/s00125-005-0094-2

Hermanns, N., Scheff, C., Kulzer, B. & Haak, T. (2009). Validierung eines Fragebogens zur Erfassung von diabetesbezogenen Belastungen (Diabetes Distress Skala – DDS). *Diabetologie und Stoffwechsel, 4*(Suppl. 1), P_100. https://doi.org/10.1055/s-0029-1221905

Hermanns, N., Schmitt, A., Gahr, A., Herder, C., Nowotny, B., Roden, M. et al. (2015). The effect of a diabetes-specific cognitive behavioral treatment program (DIAMOS) for patients with diabetes and subclinical depression: Results of a randomized controlled trial. *Diabetes Care, 38*(4), 551–560. https://doi.org/10.2337/dc14-1416

Holt, R.I., de Groot, M. & Golden, S.H. (2014). Diabetes and depression. *Current Diabetes Reports, 14*(6), 491. https://doi.org/10.1007/s11892-014-0491-3

Joslin, E. P. (1918). *A diabetic manual for the mutual use of doctor and patient*. Philadelphia & New York: Lea & Febiger.

Knowler, W.C., Barrett-Connor, E., Fowler, S.E., Hamman, R.F., Lachin, J.M., Walker, E.A. et al. (2002). Reduction in the incidence of type 2 diabetes with lifestyle intervention or metformin. *The New England Journal of Medicine, 346,* 393–403. https://doi.org/10.1056/NEJMoa012512

Kruse, J. & Ladwig, K. (2017). *Extrembelastungen in der Kindheit, Diabetologe, 13,* 548–553. https://doi.org/10.1007/s11428-017-0284-9

Kubiak, T., Hermanns, N. & Kulzer, B. (2008). Der Problem Areas in Diabetes (PAID) Fragebogen. In J. Bengel, M. Wirtz & C. Zwingmann (Hrsg.), *Diagnostische Verfahren in der Rehabilitation – Verfahren zum krankheitsübergreifenden Einsatz und für ausgewählte Indikationsgebiete*. Göttingen: Hogrefe.

Kubiak, T., Priesterroth, L. & Barnard-Kelly, K. (2020). Psychosocial aspects of diabetes technology. *Diabetic Medicine, 37,* 448–454. https://doi.org/10.1111/dme.14234

Kulzer, B., Albus, C., Herpertz, S., Kruse, J., Lange, K., Lederbogen, F. et al. (2013a). Psychosoziales und Diabetes (Teil 1). *Diabetologie und Stoffwechsel, 8*(3), 198–242. https://doi.org/10.1055/s-0033-1335785

Kulzer, B., Albus, C., Herpertz, S., Kruse, J., Lange, K., Lederbogen, F. et al. (2013b). Psychosoziales und Diabetes (Teil 2). *Diabetologie und Stoffwechsel, 8*(4), 292–324. https://doi.org/10.1055/s-0033-1335889

Kulzer, B., Hermanns, N., Kubiak, T. & Haak, T. (2004). Hypoglykämieprobleme bei Diabetes mellitus – Ätiologie, Diagnostik und Behandlung. *Diabetes und Stoffwechsel, 13,* 139–151.

Kulzer, B., Hermanns, N., Kubiak, T., Krichbaum, M. & Haak, T. (2006). *HyPOS -Hypoglykämie positives Selbstmanagement! Unterzuckerungen besser wahrnehmen, vermeiden und bewältigen.* Mainz: Kirchheim.

Kulzer, B., Lüthgens, B., Landgraf, R., Krichbaum, M. & Hermanns, N. (2017). Wie belastend erleben Angehörige den Diabetes? *Diabetologe, 13*(8), 570–580. https://doi.org/10.1007/s11428-017-0286-7

Legenbauer, T., Benecke, A. & Beutel, M. E. (Hrsg.). (2022). *Diabetes mellitus und Essstörungen. Herausforderungen für die interdisziplinäre Behandlung.* Berlin: de Gruyter.

Maiorino, M. I., Bellastella, G. & Esposito, K. (2014). Diabetes and sexual dysfunction: Current perspectives. *Diabetes, Metabolic Syndrome and Obesity: Targets and Therapy, 7,* 95–105. https://doi.org/10.2147/DMSO.S36455

Marchini, F., Caputo, A., Convertino, A. & Napoli, A. (2021). Psychodynamics in diabetes: The relevance of deepening the symbolic in treatment adherence. *Frontiers in Psychology, 12,* 661211. https://doi.org/10.3389/fpsyg.2021.661211

Markowitz, J. T., Butler, D. A., Volkening, L. K., Antisdel, J. E., Anderson, B. J. & Laffel, L. M. (2010). Brief screening tool for disordered eating in diabetes: Internal consistency and external validity in a contemporary sample of pediatric patients with type 1 diabetes. *Diabetes Care, 33*(3), 495–500. https://doi.org/10.2337/dc09-1890

Martyn-Nemeth, P., Duffecy, J., Quinn, L., Park, C., Mihailescu, D. & Penckofer, S. (2019). A cognitive behavioral therapy intervention to reduce fear of hypoglycemia in young adults with type 1 diabetes (FREE): Study protocol for a randomized controlled trial. *Trials, 20,* 796. https://doi.org/10.1186/s13063-019-3876-4

Martyn-Nemeth, P., Schwarz Farabi, S., Mihailescu, D., Nemeth, J. & Quinn, L. (2016). Fear of hypoglycemia in adults with type 1 diabetes: Impact of therapeutic advances and strategies for prevention – A review. *Journal of Diabetes and its Complications, 30*(1), 167–177. https://doi.org/10.1016/j.jdiacomp.2015.09.003

McGuire, B. E., Morrison, T. G., Hermanns, N., Skovlund, S., Eldrup, E., Gagliardino, J. et al. (2010). Short-form measures of diabetes-related emotional distress: The Problem Areas in Diabetes Scale (PAID)-5 and PAID-1. *Diabetologia, 53,* 66–69. https://doi.org/10.1007/s00125-009-1559-5

Ni, Y., Ma, L. & Li, J. (2020). Effects of mindfulness-based stress reduction and mindfulness-based cognitive therapy in people with diabetes: A systematic review and meta-analysis. *Journal of Nursing Scholarship, 52*(4), 379–388. https://doi.org/10.1111/jnu.12560

O'Donnell, H. K., Berget, C., Wooldridge, J. S. & Driscoll, K. A. (2019). Graduated exposure to treat fear of hypoglycemia in a young adult with type 1 diabetes: A case study. *Pediatric Diabetes, 20*(1), 113–118. https://doi.org/10.1111/pedi.12791

Paust, R., Krämer-Paust, R. & Jansen, B. (2013). Diabetesbezogene Belastungen. In F. Petrak & S. Herpertz (Hrsg.), *Psychodiabetologie.* Berlin: Springer.

Petrak, F. (2013). Ängste und Angststörungen bei Diabetes mellitus. In F. Petrak & S. Herpertz (Hrsg.), *Psychodiabetologie.* Berlin: Springer.

Petrak, F. (2017). *Diabetes und Depression: Ein kognitiv-verhaltenstherapeutisches Manual.* Heidelberg: Springer.

Polonsky, W. H., Anderson, B. J., Lohrer, P. A., Welch, G., Jacobson, A. M., Aponte, J. E. et al. (1995). Assessment of diabetes-related distress. *Diabetes Care, 18,* 754–760. https://doi.org/10.2337/diacare.18.6.754

Polonsky, W.H., Fisher, L., Earles, J., Dudl, R.J., Lees, J., Mullan, J. et al. (2005). Assessing psychosocial distress in diabetes: Development of the diabetes distress scale. *Diabetes Care, 28*(3), 626–631. https://doi.org/10.2337/diacare.28.3.626

Rondags, S.M., de Wit, M., Twisk, J.W. & Snoek, F.J. (2016). Effectiveness of HypoAware, a brief partly web-based psychoeducational intervention for adults with type 1 and insulin-treated type 2 diabetes and problematic hypoglycemia: A cluster randomized controlled trial. *Diabetes Care, 39*(12), 2190–2196. https://doi.org/10.1186/s12902-015-0035-0

The Saint Vincent Declaration on diabetes care and research in Europe (1989). *Acta diabetologia, 10* (Suppl.), 143–144.

Saßmann, H., Albrecht, C., Busse-Widmann, P., Hevelke, L.K., Kranz, J., Markowitz, J.T. et al. (2015). Psychometric properties of the German version of the Diabetes Eating Problem Survey-Revised: Additional benefit of disease-specific screening in adolescents with type 1 diabetes. *Diabetic Medicine, 32*(12) 1641–1647. https://doi.org/10.1111/dme.12788

Schäfer, M. (2022). Besonderheiten in der Behandlung von Bulimia nervosa bei komorbidem Diabetes mellitus. In T. Legenbauer, A. Benecke & M.E. Beutel (Hrsg.), *Diabetes mellitus und Essstörungen. Herausforderungen für die interdisziplinäre Behandlung*. Berlin: de Grutyer.

Schipfer, M., Ehrmann, D., Hermanns, N., Kulzer, B., Haak, T. & Bergis-Jurgan, N. (2016). Evaluation des Fragebogens zu Unterzuckerungen bei Erwachsenen mit Typ-1-Diabetes (HFS). *Diabetologie und Stoffwechsel, 11,* P130. https://doi.org/10.1055/s-0036-1580877

Schmidt, C.B., van Loon, B.J.P., Vergouwen, A.C.M., Snoek, F.J. & Honig, A. (2018). Systematic review and meta-analysis of psychological interventions in people with diabetes and elevated diabetes-distress. *Diabetic Medicine, 35*(9), 1157–1172. https://doi.org/10.1111/dme.13709

Schmitt, A., Gahr, A., Hermanns, N., Kulzer, B., Huber, J. & Haak, T. (2013). The Diabetes Self-Management Questionnaire (DSMQ): Development and evaluation of an instrument to assess diabetes self-care activities associated with glycaemic control. *Health and Quality of Life Outcomes, 11,* 138. https://doi.org/10.1037/t68157-000

Schmitt, A., Reimer, A., Ehrmann, D., Kulzer, B., Haak, T. & Hermanns, N. (2015). Development and evaluation of a psychometric instrument to assess problems related to illness acceptance in diabetes: The Diabetes Acceptance Scale (DAS). *Diabetologia, 58* (Suppl. 1), ePoster #946.

Schneider, S. & Margraf, J. (2017). *Agoraphobie und Panikstörung.* Göttingen: Hogrefe. https://doi.org/10.1026/02513-000

Skinner, T.C., Joensen, L. & Parkin, T. (2019). PSAD special issue paper. Twenty-five years of diabetes distress research. *Diabetic Medicine, 37*(03), 393–400. https://doi.org/10.1111/dme.14157

Snoek, F.J., Bremmer, M.A., Hermanns, N. (2015). Constructs of depression and distress in diabetes: Time for an appraisal. *Lancet. Diabetes & Endocrinology, 3* (6), 450–460. https://doi.org/10.1016/S2213-8587(15)00135-7

Stenzel, A. (2012). *Diabetes akzeptieren und Motivation gewinnen. Selbsthilfe mit der Diabetes-Akzeptanz- und Commitment-Therapie (DACT).* Mainz: Kirchheim und Co.

Velten, J. (2018). *Sexuelle Funktionsstörungen bei Frauen.* Göttingen: Hogrefe. https://doi.org/10.1026/02837-000

Velten, J. & Özdemir, U.C. (2023). *Sexuelle Funktionsstörungen bei Männern.* Göttingen: Hogrefe.

Waadt, S., Duran, G., Berg, P. & Herschbach, P. (2011). *Progredienzangst: Manual zur Behandlung von Zukunftsängsten bei chronisch Kranken*. Stuttgart: Schattauer.

Wengenroth, M. (2017). *Therapie-Tools Akzeptanz- und Commitmenttherapie*. Weinheim: Beltz.

Winkley, K., Upsher, R., Stahl, D., Pollard, D., Kasera, A., Brennan, A. et al. (2020). Psychological interventions to improve self-management of type 1 and type 2 diabetes: A systematic review. *Health Technology Assessment, 24*(28). https://doi.org/10.3310/hta24280

Young, V., Eiser, C., Johnson, B., Brierley, S., Epton, T., Elliott, J. et al. (2013). Eating problems in adolescents with Type 1 diabetes: A systematic review with meta-analysis. *Diabetic Medicine, 30*(2), 189–198. https://doi.org/10.1111/j.1464-5491.2012.03771.x

8 Kompetenzziele und Lernkontrollfragen

Kompetenzziele

Folgendes Wissen und folgende Kompetenzen sollen durch die Lektüre dieses Bandes erworben werden:

1. Wissen erwerben zu den medizinischen Grundlagen des Typ-1- und Typ-2-Diabetes einschließlich pathophysiologischer Mechanismen und Prognose.
2. Grundlagen einer modernen Diabetestherapie für Menschen mit Typ-1- und Typ-2-Diabetes und deren Bedeutung für die Psychotherapie (Diabetesselbstmanagement, Empowerment) kennenlernen und so in die Lage versetzt werden, im interdisziplinären Behandlungsteam an der Diabetestherapie mitzuwirken.
3. Besonderheiten komorbider psychischer Störungen (Depression, Ängste, Essstörungen) bei Diabetes mellitus und deren Verlauf sowie Implikationen für die Therapie kennen.
4. Behandlungsprinzipien für diabetesspezifische verhaltensmedizinische Syndrome (Diabetesakzeptanz, Diabetes-Distress, Hypoglykämieängste, Ängste vor Folgeerkrankungen, beeinträchtigte Hypoglykämiewahrnehmung) kennen und Therapiepläne zur Behandlung erarbeiten.
5. Diabetesspezifische psychodiagnostische Instrumente anwenden.

Lernkontrollfragen

1. Der Typ-1-Diabetes ...
   a. ... ist durch einen absoluten Insulinmangel gekennzeichnet.
   b. ... hat eine starke hereditäre Komponente.
   c. ... tritt nur im Kindes- und Jugendalter auf.
   d. ... ist Teil des metabolischen Syndroms.

2. Der Typ-2-Diabetes ...
   a. ... ist durch einen absoluten Insulinmangel gekennzeichnet.
   b. ... hat eine starke hereditäre Komponente.
   c. ... geht mit einer geringen Insulinresistenz einher.
   d. ... geht immer mit Übergewicht oder Adipositas einher.

3. Welche Aussage zu Hypoglykämien ist *nicht* richtig?
   a. Hypoglykämien sind eine Nebenwirkung einer nach wie vor insuffizienten Insulinsubstitution.

b. Das Risiko für Hypoglykämien nimmt mit normnaher Stoffwechseleinstellung zu.
c. Hypoglykämien treten nur bei Menschen mit Typ-1-Diabetes auf.
d. Autonome Hypoglykämiesymptome können Ähnlichkeit zu Angstsymptomen haben.

4. Lebensstilmodifikatorische Maßnahmen bei Typ-2-Diabetes ...
   a. ... sind nur in Kombination mit oraler antidiabetischer Medikation wirksam.
   b. ... sind die Basistherapie.
   c. ... können das Risiko, an einem Typ-2-Diabetes zu erkranken, um 90 % senken.
   d. ... sind bei kardiovaskulären Begleiterkrankungen kontraindiziert.

5. Welches Element ist *nicht* Teil des Diabetesselbstmanagement bei Typ-1-Diabetes?
   a. Glukoseselbstkontrollen
   b. Insulintherapie
   c. Blutzuckertagebücher
   d. Zuckerfreie Diät

6. Bedeutsamer Diabetes-Distress ...
   a. ... tritt bei jedem 10. Menschen mit Typ-1-Diabetes auf.
   b. ... ist immer eine Indikation für eine psychotherapeutische Behandlung.
   c. ... ist Folge einer schlechten Stoffwechseleinstellung.
   d. ... kann das Diabetesselbstmanagement negativ beeinflussen.

7. Die Hypoglykämiewahrnehmungsstörung ...
   a. ... wird mithilfe von Hypoglykämieprovokation verbessert.
   b. ... verbessert sich bei längerer Diabetesdauer.
   c. ... geht auf eine zu frühe Glukosegegenregulation bei Hypoglykämien zurück.
   d. ... kann mithilfe von systematischer Selbstbeobachtung und Symptomdiskrimination behandelt werden.

8. Insulin-Purging ...
   a. ... tritt nur bei Menschen mit Diabetes und Essstörungen auf.
   b. ... geht mit einem erhöhten Risiko für diabetische Ketoazidose einher.
   c. ... führt zu einer schweren Hypoglykämie.
   d. ... geht auf Ängste vor Folgeerkrankungen zurück.

9. Welche Aussage zu Diabetes und Depression ist *nicht* korrekt?
   a. Es besteht ein bidirektionaler Zusammenhang zwischen Diabetes und Depression.
   b. Die Symptome einer Depression können denen der Hyperglykämie ähneln.

c. Eine komorbide Depression ist mit einer schlechteren glykämischen Kontrolle assoziiert.
d. Die Prävalenz von Depression bei Diabetes ist vergleichbar mit derer von stoffwechselgesunden Menschen.

10. Hypoglykämieängste ...
a. ... treten nur bei Typ-1-Diabetes auf.
b. ... können realitätsangemessen sein.
c. ... gehen mit einer Vermeidung hoher Blutglukosespiegel einher.
d. ... werden mit Hilfe von stündlichen Glukoseselbstkontrollen therapiert.

Beantworten Sie die hier abgedruckten Lernkontrollfragen in unserem Continuing Education Portal und sammeln Sie einfach und bequem Fortbildungspunkte der Kategorie D für Fachkräfte im Bereich Psychotherapie (CE). Der Zugang zu zertifizierten Online-Fortbildungen steht Ihnen rund um die Uhr zur Verfügung. Mehr Informationen zu diesem kostenpflichtigen Service finden Sie unter: ce.hogrefe.com

9 Anhang

Diabetes Distress Scale (DDS 17) – Probleme bei der Diabetesbehandlung[3]						**1/2**
Mit Diabetes zu leben kann manchmal schwierig sein. Dabei berichten Menschen mit Diabetes von sehr unterschiedlichen Problemen im Umgang mit dieser Erkrankung. Und natürlich erlebt jeder Einzelne solche diabetesbezogenen Belastungen anders. Im Folgenden sind verschiedene Probleme aufgeführt, die bei Diabetes auftreten können. Bitte schätzen Sie für jede der Aussagen ein, inwieweit diese für Sie während der **letzten 4 Wochen** ein Problem waren. Wenn ein Thema für Sie „gar kein Problem" darstellte, markieren Sie bitte die „0", war es dagegen für Sie „ein sehr großes Problem", markieren Sie bitte die „5".						
Haben Sie es **in den vergangenen 4 Wochen** als ein Problem empfunden, dass …	**gar kein Problem**	**nur ein geringes Problem**	**eher ein leichtes Problem**	**eher ein mittleres Problem**	**schon ein großes Problem**	**ein sehr großes Problem**
1. … es zu viel Kraft kostet, im Alltag mit dem Diabetes zu leben?	0	1	2	3	4	5
2. … Ihr Arzt nicht genug über den Diabetes und die Diabetesbehandlung weiß?	0	1	2	3	4	5
3. … Sie ärgerlich, ängstlich oder niedergeschlagen waren, wenn Sie daran dachten, mit dem Diabetes leben zu müssen?	0	1	2	3	4	5
4. … Ihnen Ihr Arzt nicht klar genug vorgibt, wie Sie Ihren Diabetes behandeln sollen?	0	1	2	3	4	5
5. … Sie Ihren Blutzucker nicht häufig genug getestet haben?	0	1	2	3	4	5
6. … Sie sich nicht häufig genug um Ihre Diabetesbehandlung gekümmert haben?	0	1	2	3	4	5

3 © Polonsky et al. (2005). Abdruck erfolgt mit Genehmigung des Autors.

Diabetes Distress Scale (DDS 17) – Probleme bei der Diabetesbehandlung						2/2
7. ... Freunde oder Familie Sie verleiten, sich nicht genügend um Ihren Diabetes zu kümmern (z.B. Sie zu ungesundem Essen ermuntern)?	0	1	2	3	4	5
8. ... der Diabetes Ihr Leben kontrolliert?	0	1	2	3	4	5
9. ... Ihr Arzt Ihre Bedenken nicht ernst genug nimmt?	0	1	2	3	4	5
10. ... Sie sich im alltäglichen Umgang mit dem Diabetes nicht sicher fühlen?	0	1	2	3	4	5
11. ... Sie schwere Diabeteskomplikationen bekommen könnten, obwohl Sie Ihren Diabetes gut behandeln?	0	1	2	3	4	5
12. ... Sie sich nicht gesund genug ernähren?	0	1	2	3	4	5
13. ... dass Freunde oder Familie nicht anerkennen, wie schwierig es sein kann, mit Diabetes leben zu müssen?	0	1	2	3	4	5
14. ... Sie der Diabetes im Alltag überfordert?	0	1	2	3	4	5
15. ... Sie keinen Arzt haben, den Sie regelmäßig wegen Ihres Diabetes aufsuchen können?	0	1	2	3	4	5
16. ... Sie sich nicht motivieren konnten, sich gut um Ihren Diabetes zu kümmern?	0	1	2	3	4	5
17. ... Freunde oder Familie Ihnen nicht die Unterstützung geben, die Sie gerne hätten?	0	1	2	3	4	5

Auswertung der DDS-17

Die DDS-17 (Polonsky et al., 2005; Hermanns et al., 2009) hat vier Subskalen, die eine differenzierte Darstellung der diabetesbezogenen Belastungen über verschiedene Bereiche ermöglichen:

- Emotionale Belastungen (EB) (5 Items: 1, 3, 8, 11, 14).
- Behandler-bezogene Belastungen (BB) (4 Items: 2, 4, 9, 15).
- Therapie-bezogene Belastungen (TB) (5 Items: 5, 6, 10, 12, 16).
- Diabetesbezogene interpersonelle Belastungen (DIB) (3 Items: 7, 13, 17).

Die Auswertung der DDS erfolgt über die Bildung des mittleren Item-Scores. Der mittlere Item-Score kann sowohl über alle 17 Items als auch für die einzelnen Subskalen ausgewertet werden (Fisher et al., 2012). Ein höherer mittlerer Item-Score zeigt eine größere diabetesbezogene Belastung an:

< 2,0 = keine oder geringe diabetesbezogene Belastungen.

2,0 bis 2,9 = moderate diabetesbezogene Belastungen.

≥ 3,0 = erhöhte diabetesbezogene Belastungen.

Zudem können Items mit einem höheren Score (≥ 3,0) Hinweise auf Problembereiche geben, die in der Therapie angesprochen werden sollten.

Strukturierte Hypoglykämieanamnese (nach Clarke et al., 1995, übersetzt und modifiziert nach Kulzer et al., 2004) 1/2

1. Wählen Sie die Aussage aus, die Sie am besten beschreibt.
   - ☐ Ich habe immer Symptome, wenn mein Blutzucker niedrig ist.
   - ☐ *Ich habe manchmal Symptome, wenn mein Blutzucker niedrig ist.*
   - ☐ *Ich habe nie Symptome, wenn mein Blutzucker niedrig ist.*

2. Haben Sie zurzeit bei niedrigem Blutzucker weniger Symptome als früher?
   - ☐ *Ja.*
   - ☐ Nein.

3. Wie häufig hatten Sie in den letzten sechs Monaten schwere Hypoglykämien, bei denen Sie hilflos waren, ohne jedoch bewusstlos zu sein (d.h. keine Glukagon- oder Glukoseinjektion erforderlich)?
   Anzahl schwerer Hypoglyämien (Fremdhilfe): __________

4. Wie häufig hatten Sie in den letzten sechs Monaten sehr schwere Hypoglykämien, bei denen Sie bewusstlos waren (d.h. Glukagon- oder Glukoseinjektion erforderlich)?
   Anzahl schwerer Hypoglyämien (Bewusstlosigkeit): __________

5. Wie häufig hatten Sie in den letzten vier Wochen Blutzuckerwerte unter 60 mg/dl bzw. 3,3 mmol/l mit Symptomen?
   - ☐ Nie.
   - ☐ 1- bis 3-mal.
   - ☐ 1-mal pro Woche.
   - ☐ 2- bis 3-mal pro Woche.
   - ☐ 4- bis 5-mal pro Woche.
   - ☐ Fast täglich.

6. Wie häufig hatten Sie in den letzten vier Wochen Blutzuckerwerte unter 60 mg/dl bzw. 3,3 mmol/l ohne Symptome?
   - ☐ Nie.
   - ☐ 1- bis 3-mal.
   - ☐ 1-mal pro Woche.
   - ☐ 2- bis 3-mal pro Woche.
   - ☐ 4- bis 5-mal pro Woche.
   - ☐ Fast täglich.

7. Wie tief muss Ihr Blutzuckerspiegel sinken, damit Sie Symptome wahrnehmen?
   - ☐ 60 bis 69 mg/dl (3,3 mmol/l)
   - ☐ 50 bis 59 mg/dl (2,9 bis 3,2 mmol/l)
   - ☐ *40 bis 49 mg/dl (2,2 bis 2,7 mmol/l)*
   - ☐ *Unter 40 mg/dl (2,2 mmol/l)*

Strukturierte Hypoglykämieanamnese (nach Clarke et al., 1995, übersetzt und modifiziert nach Kulzer et al., 2004) **2/2**

8. Wie zuverlässig können Sie anhand Ihrer Symptome erkennen, dass Ihr Blutzuckerspiegel niedrig ist?
   - ☐ *Nie*
   - ☐ *Kaum.*
   - ☐ *Manchmal.*
   - ☐ Häufig.
   - ☐ Immer.

Auswertung

Fragen 1, 2, 7 und 8: Jede angekreuzte, kursiv ausgezeichnete Antwort wird als ein Punkt gewertet.

Fragen 3 und 4: Die Häufigkeit schwerer Hypoglykämien wird bei > 0 als je ein Punkt gewertet.

Fragen 5 und 6: Ein Punkt wird vergeben, wenn die Anzahl asymptomatischer Hypoglykämien (Frage 6) größer ist als die der Hypoglykämien mit Symptomen (Frage 5).

Die Punkte werden abschließend aufsummiert. Ein Gesamtscore > 2 wird als Vorliegen einer Hypoglykämiewahrnehmungsproblematik gewertet.

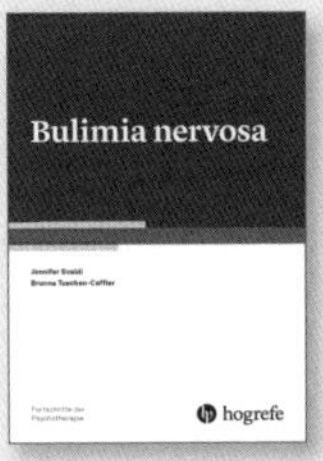

Jennifer Svaldi / Brunna Tuschen-Caffier
Bulimia nervosa

(Reihe: „Fortschritte der Psychotherapie“, Bd. 71)
2018, VII/104 Seiten,
€ 19,95 (DE) / € 20,60 (AT) / CHF 28.90. (Im Reihenabo € 15,95 (DE) / € 16,40 (AT) / CHF 22.90)
ISBN 978-3-8017-2192-3
Auch als eBook erhältlich

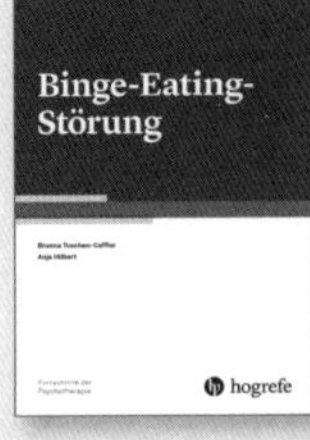

Brunna Tuschen-Caffier / Anja Hilbert
Binge-Eating-Störung

(Reihe: „Fortschritte der Psychotherapie“, Bd. 62)
2016, VI/102 Seiten,
€ 19,95 (DE) / € 20,60 (AT) / CHF 28.90. (Im Reihenabo € 15,95 (DE) / € 16,40 (AT) / CHF 22.90)
ISBN 978-3-8017-2058-2
Auch als eBook erhältlich

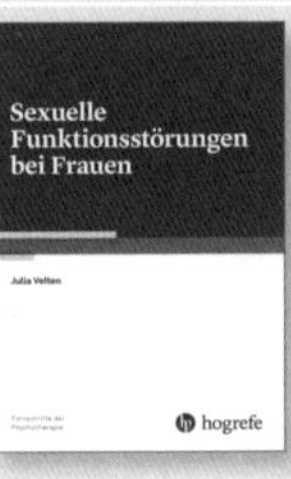

Julia Velten
Sexuelle Funktionsstörungen bei Frauen

(Reihe: „Fortschritte der Psychotherapie“, Bd. 68)
2018, VI/96 Seiten,
€ 19,95 (DE) / € 20,60 (AT) / CHF 28.90. (Im Reihenabo € 15,95 (DE) / € 16,40 (AT) / CHF 22.90)
ISBN 978-3-8017-2837-3
Auch als eBook erhältlich

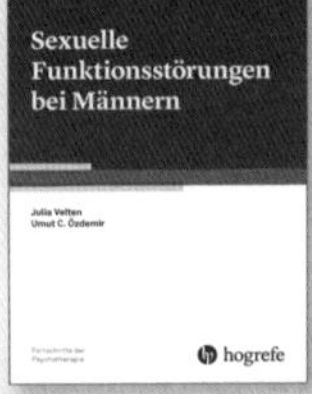

Julia Velten / Umut C. Özdemir
Sexuelle Funktionsstörungen bei Männern

(Reihe: „Fortschritte der Psychotherapie“, Bd. 87)
2023, ca. 90 Seiten,
inkl. Online-Materialien,
€ 19,95 (DE) / € 20,60 (AT) / CHF 28.90. (Im Reihenabo € 15,95 (DE) / € 16,40 (AT) / CHF 22.90)
ISBN 978-3-8017-2911-0
Auch als eBook erhältlich

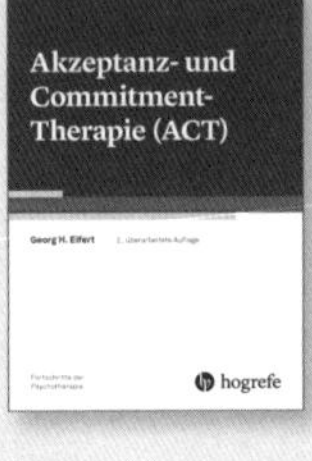

Georg H. Eifert
Akzeptanz- und Commitment-Therapie (ACT)

(Reihe: „Fortschritte der Psychotherapie“, Bd. 45)
2., überarb. Auflage 2022,
VIII/113 Seiten,
inkl. Online-Materialien,
€ 19,95 (DE) / € 20,60 (AT) / CHF 28.90. (Im Reihenabo € 15,95 (DE) / € 16,40 (AT) / CHF 22.90)
ISBN 978-3-8017-3045-1
Auch als eBook erhältlich

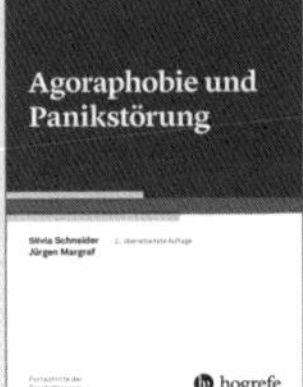

Silvia Schneider / Jürgen Margraf
Agoraphobie und Panikstörung

(Reihe: „Fortschritte der Psychotherapie“, Bd. 3)
2., überarb. Auflage 2017,
VI/85 Seiten,
€ 19,95 (DE) / € 20,60 (AT) / CHF 28.90. (Im Reihenabo € 15,95 (DE) / € 16,40 (AT) / CHF 22.90)
ISBN 978-3-8017-2513-6
Auch als eBook erhältlich

www.hogrefe.com

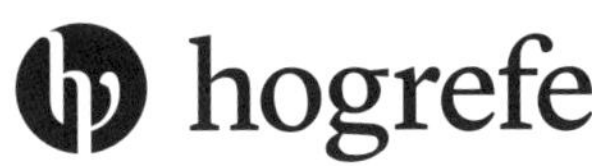